Denis Criado

Cuerpo consciente

Hacia un Yoga integral

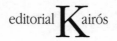

© de la edición en castellano:
2020 by Editorial Kairós, S.A.
www.editorialkairos.com

Fotocomposición: Florence Carreté
Diseño cubierta: Carola Zerbone
Impresión y encuadernación: Ulzama digital

Primera edición: Diciembre 2020
Tercera edición: Marzo 2023

ISBN: 978-84-9988-809-5
Depósito legal: B 18.280-2020

Al Fuego Eterno
entre amaneceres, inciensos y pétalos;
a todos los maestros y alumnos de Yoga
que dejaron huella en mi alma.

A todos ellos,
con profunda devoción,
gratitud y amor.

Sumario

Prefacio **11**

El árbol sagrado **21**

Rama y Sita **29**

1. De la crisis del estrés a las raíces del cuerpo **37**

2. Consciencia de la respiración y del límite **45**

3. Consciencia del *prana* y de las sensaciones **77**

4. Consciencia del karma y del gran corazón **95**

5. Consciencia de la intuición
y del espacio interior **107**

6. La senda del Yoga hacia la felicidad
y la libertad **119**

7. Ofrendas de intención **125**

Agradecimientos **139**

Bibliografía **141**

Este libro está destinado a servirte como un mapa, una guía para invitarte a que realices las posturas de Yoga desde la consciencia, cuya naturaleza vive en el presente y es compasiva, y menos desde la mente, analítica y condicionada. Como bien sabes, un mapa no es el territorio. Del mismo modo, no se debe confundir el conocimiento sobre el cuerpo con la sabiduría que la práctica consciente ofrece en sí. Este viaje lo tienes que vivir tú mismo.

Prefacio

Cuando decidí escribir *Cuerpo consciente*, lo hice desde la perspectiva de mi propia historia y de las enseñanzas que recibí a lo largo de los años. Muchas veces me han preguntado cuándo empezó mi andadura en el Yoga. La primera semilla la recuerdo como si fuera ayer. Tenía cinco o seis años, estaba con mis padres y mi hermano en Florencia de visita y fuimos a ver la escultura el *David* de Miguel Ángel Buonarotti. En silencio, me acerqué a aquel coloso –siendo un niño me debió de parecer aún más grande– y lo miré como si tuviera vida. Me dejó con la boca abierta, sobre todo al ver a tantos adultos en silencio contemplando la escultura. De repente, se acercó agachada mi madre por detrás indicándome con emoción: «Mira las venas en su mano, es increíble, es pura belleza, no ha dejado nada al azar». Tenía presencia, emanaba «algo más», era como si estuviera vivo, no parábamos de mirarlo; ¡estamos hablando de una pieza de mármol que podía crear presencia! En ese instante, algo quedó sembrado en mí para siempre. Inicié una búsqueda en relación con el cuerpo, y en ese momento emprendí un viaje sin retorno.

Muchos años más tarde, cuando leí un libro del maestro de Yoga Iyengar, me impactó un comentario suyo en relación con las venas, con la sensibilidad desarrollada en ellas y con que todo tiene que estar perfectamente integrado en la postura para crear presencia, armonía e integración, pensé: «Justo como el *David* de Miguel Ángel». Y fue en ese momento cuando empecé a esculpirme seriamente. La semilla del Yoga se implantó en mí desde entonces.

Desde muy temprana edad, tuve la posibilidad de observar cómo mi madre enseñaba Yoga. Por aquellos primeros años, preparaba tés, encendía velas, limpiaba y arreglaba las salas de los alumnos, les servía frutas en los descansos; en ocasiones iba a recoger a los invitados yoguis de otros países, expertos en Yoga y ayurveda, y hacía de intérprete, traduciendo del inglés o del italiano al español para los alumnos. En las prácticas me metía en la última fila, convivía con el alumnado en las comidas, en los ratos libres, y así durante muchos años. Las preguntas se repetían una y otra vez, se profundizaba en la práctica, y las inquietudes espirituales surgían.

Por aquellos años, mi motivación personal hizo que fuera a conocer las raíces del Yoga occidental. Desde el principio sentí que quería conocer a aquellos maestros de *hatha yoga* que fueron entrenados por grandes yoguis y que trajeron el Yoga desde la India, asentándose principalmente en Estados Unidos. No esperaba nada especial de sus «herederos», pero me quedé muy sorprendido al conocerlos. Muchos estaban en sus setenta u ochenta años, pero eran muy joviales, tenían familia, maestría de las prácticas y una gran presencia. Residían en comunidad, dentro de residencias de centros de Yoga (*ashrams*), algunos fundados en los años sesenta o incluso antes, ubicados principalmente en California, y que a su vez tenían «sedes» en la India. Enseguida comprendí que era la posibilidad de vivenciar el Yoga de una forma muy diferente a la de una clase de Yoga de poco más de una hora. Era como comparar una piscina con el océano.

Residí largas temporadas en *ashrams* de reconocidos maestros de *hatha yoga* de linajes provenientes de la India. El *ashram* fue para mí un laboratorio para profundizar más, vivir una vida holística y compartirla con otros yoguis. Aunque hice en mis primeros años varias formaciones «regladas» de *hatha yoga* en Estados Unidos, nada comparable con la experiencia directa de vivir el Yoga y ser guiado por maestros de linajes reconocidos. Ya no había diferencia entre formarse, practicar y vivir. Era lo mismo. Y así hice, año a año, durante quince años. Fueron decisiones espontáneas y naturales el hacerme estudiante de grandes maestros de Yoga. ¿De qué otro lugar podía absorber las enseñanzas más auténticas y puras?

Es parecido a la analogía de absorber la luz solar. Si quería experimentar realmente la luz solar, simplemente tenía que estar cerca de la luz solar, y seguramente al poco tiempo me broncearía. Del mismo modo, si quería experimentar una vida consciente y holística con base en el Yoga, profundizar en sus prácticas en la esterilla, tenía que entablar alguna relación con algún maestro de Yoga y con un grupo de personas para aprender. Estando allí pude interiorizar el conocimiento práctico que adquiría. Tuve la oportunidad de conocer maestros de *hatha yoga* con base en la filosofía tántrica. Estos maestros, a diferencia de los que no tienen una base tántrica, no son monjes, son personas que han pagado facturas, se han casado, y son altos conocedores de las prácticas de Yoga y de las escrituras yóguicas en relación con la vida. Algunos de ellos crearon grandes comunidades residenciales en la década de los 1960. Para mí era un privilegio tener contacto directo con ellos. Me enseñaron las posturas (*asanas*) en relación con el cuerpo y con la vida. La filosofía tántrica me sedujo desde el principio. Desde esta filosofía, el Yoga se convierte en una posibilidad de aprender a vivir en el mundo y no fuera de él.

También me impactó la forma de enseñar, muy diferente al estilo occidental, que siempre quiere comprender conceptualmente la práctica en sí. Hay una historia que ilustra justo este punto:

Había un científico que quiso comprender la esencia de las prácticas de Yoga y su impacto en el cuerpo. Solía ser adicto a la lectura de libros, y esto consumía la mayor parte de su tiempo. Una noche, poco después de conocer al maestro, estaba sentado en la sala de recepción principal del *ashram* leyendo un libro sobre Yoga. El maestro se había retirado por la noche, y pensó que estaba solo. Sin previo aviso, el maestro entró en la habitación, caminó hacia él y le preguntó: «¿Qué estás haciendo?». El joven científico respondió: «Estoy leyendo este libro». El maestro entonces dijo: «¿No lo entiendes? Las mentes hacen libros; pero los libros no hacen mentes». El joven científico entendió: no se puede alcanzar cierta comprensión al leer o al pensar o examinar, porque es mucho más grande que la mente. Se dijo que ese joven abandonó la lectura después de ese incidente, y se dedicó a las prácticas yóguicas durante años: experiencia primero, comprensión conceptual después.

Enseguida aprendí que un maestro genuino de Yoga no es solo alguien que responde a tus preguntas, sino alguien que simultáneamente brinda una experiencia energética y una presencia directa, vivida, de lo que se busca en la práctica. Hablan poco y lo justo, y en ocasiones permanecen en silencio profundo. Muy pocas veces he vivenciado tal campo energético de un ser humano de forma tan clara y palpable. Por separado, solo tres grandes maestros de Yoga, de los muchos que conocí, irradiaban esa presencia. Aunque suene esotérico, había luz en sus rostros y alrededor de sus cuerpos. Hubo ocasiones en las que su sola presencia hacía que inmediatamente los presentes entráramos en un profundo silencio, en un estado meditativo, se sentía amor incondicional, no había atisbo de pensamiento, se sentía un baño de energía envolviendo el cuerpo, difícil de explicar con palabras.

Es como la barra de metal que tiene billones de electrones que se anulan, pero tiene el potencial de ser una barra magnética. Si otra barra magnética se acerca a la barra de metal, tiene el poder de realinear todos sus electrones. Los grandes yoguis, como una barra magnética, tienen la poderosa presencia *magnética* de realinearte con tu verdadera identidad; espíritu, consciencia pura. Esto es a lo que se refiere el Yoga con *transmisión directa*.

Por otro lado, a nivel humano, no son perfectos ni quieren serlo. Con los años comprendí que el verdadero maestro de Yoga ni se considera maestro ni tampoco alguien especial, ni se compara ni cree tener la verdad única, pero sí transmite plena consciencia y compasión, tanto en la práctica de las posturas como en la vida.

Seguí mi camino para practicar distintos métodos y linajes de Yoga. Todos ellos me marcaron. Incluso iba a retiros intensos de varios meses, donde se hacían diez horas de *asanas* al día y dos horas de *pranayama*. Transcendía el tiempo, exploraba cada rincón del cuerpo; era belleza en movimiento. Era explorar el cuerpo a través de las posturas, la respiración, conectar con algo más grande a través de ceremonias, de la meditación y de los círculos de fuego sagrado. El caso era esculpirse, mirar dentro, ese era mi compromiso. Me abandoné al proceso.

De alguna forma vivencié aquello que una vez escuché en un *satsanga* (reunión de yoguis que crea una poderosa atmósfera espiritual y que permite una experiencia de meditación muy profunda). Se leyó esta historia:

En la India hubo una vez un escultor encargado de construir un templo. Cuando se acercó a un bloque de granito y comenzó a desprenderse, el escultor sintió una extraña resistencia, como si a la roca le molestara que la empujaran y la cortaran. El escultor se asustó, dio un paso atrás y se trasladó al siguiente bloque de granito. Esta segunda roca estaba más dispuesta a ser astillada y esculpida para convertirse en una estatua de una hermosa deidad. Cuando el escultor terminó, colocó la estatua de granito en un altar mayor. Utilizó el primer bloque de granito como la plataforma sobre la que se levantaban los peregrinos cuando hacían sus ofrendas a la deidad. Más tarde, la primera piedra se quejó a su amigo, la piedra tallada. La primera piedra lamentó su propio destino bajo los pies sucios de los fieles, mientras que la otra piedra ahora estaba siendo venerada y bañada en leche, miel y agua de rosas. La segunda piedra respondió: «Si recuerdas, no quisiste que el maestro te tocara, esculpiera y te hiciera una bella estatua».

El Yoga me mostró muy pronto que elegir un estilo de vida consciente es elegir un camino de gratitud, de paz, de paciencia y bienestar. Y que elegir una vida no consciente es elegir un camino de dolor, confusión, enfado y manipulación. Desde la consciencia empecé a valorar más a los demás que a mí mismo. Y entendí que, desde la perspectiva de la consciencia, el cuerpo está vivo, tiene inteligencia, sabe amar y es compasivo. Envía señales constantemente.

Desde la perspectiva de la mente el cuerpo no tiene inteligencia, no sabe amar o, incluso, sentir o percibir a los demás. El cuerpo puede sentir rabia, odio, tristeza, culpa, frustración o soledad. Puede también sentir contracción cuando la mente hace juicios, critica o manipula. El cuerpo puede sentir vitalidad, sabiduría y amor. Descubrí desde la práctica de Yoga que me enseñaron que la vitalidad, la sabiduría y el amor no vienen de la mente, sino del alma; la consciencia que en esencia somos.

Descubrí muy pronto que pasar de una práctica mental a una práctica consciente en las posturas me permitía desarrollar una vida con propósito, entusiasmo y significado. El cuerpo no miente. El cuerpo habla el idioma del alma. Ama. Y únicamente desde la mirada introspectiva, desde el silencio interior, desde dentro hacia afuera, podía darme el poder de sentirme vivo y transformar mi vida.

Recuerdo aquel atardecer en la India, cuando escuché en el *ashram* otra historia que refleja la diferencia entre una exploración del cuerpo analítica y mental, y una que te invita a observar desde los ojos de la consciencia:

> Hubo una vez un artista famoso que también fue bastante esclarecedor en cómo apreciar una pintura desde la mente y desde la consciencia. Acababa de completar una nueva pintura, y se exhibió públicamente. Era una escena de la naturaleza de un jardín sereno. En el centro del jardín había una puerta. Los expertos en el arte vinieron a revisar esta pintura, y con análisis meticuloso y lleno de conocimiento, uno de ellos le dijo: «Esta es una pintura hermosa. Tu técnica es muy buena, pero no es impecable. Hemos encontrado un error. ¡Olvidaste poner una manija en la puerta!». El artista sonrió de una manera esclarecedora y respondió muy pacíficamente: «Esta es la puerta del corazón humano. Solo se puede abrir desde dentro».

¡Qué gran mensaje! Todavía me conmueve como si fuera la primera vez que escucho la historia: *Esta es la puerta del corazón humano. Solo se puede abrir desde dentro.* Qué belleza.

Quiero compartir contigo desde lo profundo de mi corazón que las enseñanzas que vas a recibir en relación con la práctica de *asanas* me fueron transmitidas a través de mi principal maestro, gran *hatha yogui* de un ancestral linaje tántrico de la India. Estas enseñanzas fueron transmitidas de forma oral de generación en generación, son muy poderosas, tántricas en su esencia; cambiaron mi práctica por completo y mi vida. Mi rol es intentar ser un canal sin filtros para que las recibas tal como yo las recibí.

Deseo verdaderamente que tu recorrido por este libro abra tu corazón para que explores las profundidades de tu cuerpo y tu alma. Que la práctica de Yoga te ofrezca un estilo de vida enriquecedor, nacida desde la eterna consciencia y tu propio interés en florecer a través de su ciencia y arte.

Con todo mi amor y gratitud.

DENIS CRIADO
Primavera de 2019
Pacífica, California

na jāyate mriyate vā kadācin
nāyam bhūtvā bhavitā vā na bhūyaḥ
ajo nityaḥ śāśvato 'yam purāṇo
na hanyate hanyamāne śarīre. I II.20

Para el alma no existe el nacimiento ni la muerte.
Tampoco llega a ser cuando el cuerpo viene creado.
El alma no nace, es eterna, permanente y atemporal,
nunca deja de ser cuando el cuerpo muere. I II.20
Bhagavad Gita

Sthira sukham āsanam. I II.46

La postura debe ser estable y con buen espacio. *I II.46*
Patanjali, *Yoga Sutras*

hatham vinā rājayogo rājayogam vinā haṭhaḥ
Na sidhyati tato yugmamāniṣpatteḥ samabhyaset. I II.76

No hay éxito en el *raja yoga* sin el *hatha yoga*,
ni éxito en el *hatha yoga* sin el *raja yoga*.
Por eso el yogui ha de practicarlo por igual
para alcanzar la libertad. I II.76
Svatmarana, *Hatha Yoga Pradipika*

El árbol sagrado

Cuando somos capaces de trabajar las posturas de Yoga (*asanas*) desde la consciencia, se potencian cambios significativos en nuestra forma de ver y asumir la vida y lo reflejamos a través de la postura; de hecho, las cosas más importantes para nosotros se hacen visibles con solo cambiar nuestra postura corporal, puesto que esta siempre se encuentra influenciada por las experiencias que logramos vivir y por cómo las hemos enfrentado.

Si, por ejemplo, permanecemos de pie o nos sentamos de manera erguida, proyectamos seguridad, sin embargo, mostramos inseguridad al encorvar la espalda. Siendo conscientes, podemos cambiar todas esas posturas inconscientes que bloquean cambios favorables en nuestra vida.

Cuando aprendes el arte del Yoga y te haces yogui, desarrollas herramientas que puedes aplicar para mejorar tu salud y bienestar; empiezas a estar presente, aprendes a habitar en tu cuerpo en un estado de armonía, integridad y equilibrio.

Su esencia yace en la vivencia de un camino personal que comienza con el aprendizaje de su práctica. Desarrollas un estilo de vida holístico y consciente para facilitar tu encuentro con la felicidad y el amor.

La sociedad nos modela y nos condiciona, lo que fácilmente nos puede llevar por el camino del sobreestímulo, el estrés y el sufrimiento. Y seguir los patrones de la sociedad, adaptarnos a esta, puede hacer que perdamos nuestras propias tendencias, las más naturales.

He visto cómo en los últimos años se ha incrementado la cantidad de personas que desean aprender esta práctica ancestral. En las sesiones comentan las razones por las cuales están allí: «Mi médico me ha recomendado que practique Yoga», «Me han dicho que esta práctica me puede ayudar a relajarme», «Me desconecta de la vida acelerada», «Me aporta paz…», «Aún no sé por qué estoy aquí, pero me hace sentir bien»… Estos son solo algunos comentarios.

Con el tiempo, generalmente, buscan «algo más» que les permita mejorar su calidad de vida y surgen preguntas como estas: ¿De qué trata el Yoga específicamente? ¿Qué puede aportar a mi vida la práctica de las posturas corporales o *asanas*? ¿Existe algo más allá de las posturas? ¿A qué me invita la respiración a la que tanto se hace referencia en una clase de Yoga? ¿El Yoga es una práctica espiritual? Y si es así, ¿cómo puedo saberlo? ¿Qué beneficios puede aportar esta práctica a mi vida?

Hoy en día el Yoga es difícil de definir, ya que no podemos pensar en términos de un estilo de Yoga con una serie de ramificaciones claras. Más bien, es una tradición proveniente de la India que abarca una enorme diversidad de métodos y prácticas, desarrollados todos ellos durante milenios. Puede ayudar a formarse una idea de la naturaleza y gran diversidad del Yoga evocar la imagen de un antiguo árbol de higuera, también conocido como baniano (*Ficus benghalensis*).

El baniano es el árbol nacional de la India, se considera sagrado. El baniano de Calcuta, que se estima tiene más de dos siglos de antigüedad, cubre aproximadamente cuatro hectáreas. Parece no tener un tronco o segmento central; no obstante, es un solo árbol. Con el tiempo, los brotes de las ramas colgantes alcanzan el suelo y echan raíces y acaban creciendo fuertes hasta que esos *brotes* finalmente parecen propiamente troncos del árbol. De manera similar, podemos entender el Yoga como una entidad única, pero cuya diversidad casi desafía la descripción.

El Yoga tiene muchos centros de vida y crecimiento, algunos están orgánicamente relacionados y otros aparentemente son independientes, y a menudo hacen referencia a textos sagrados distintos, estilos diferentes en sus secuencias de *asanas*, diferentes maestros de linajes, distintos rituales, nuevas adaptaciones o aplicaciones a sectores de la sociedad, etc., pero en un escrutinio más detallado, como un gran baniano, se puede ver que estos diferentes centros, directa o indirectamente, se unen. Esto también explica cómo, mientras otras prácticas físicas y espirituales han ido y venido, el Yoga continúa prosperando y sacando nuevos brotes y raíces, incluso cuando las viejas ramas se han extinguido.

Cuando los *rishis*, grandes yoguis, hablaban de la práctica del Yoga hace miles de años, remitían a una ciencia espiritual y un arte en su práctica. Para ellos el Yoga significaba conectarse con la fuente interna de la vida misma. A través del tiempo, algunos grandes yoguis renovaron y revitalizaron el Yoga como práctica espiritual para ponerlo a disposición del mundo en la primera mitad del siglo XX, enseñaron acerca de la unidad y lo sagrado de la vida desde *la renuncia al mundo*, y de lo que podría constituir los fundamentos del Yoga.

En la actualidad, la práctica del Yoga también ha sido asumida, por un gran número de personas, como un tratamiento alternativo de gran eficacia, que no solo aborda los problemas físicos, sino también los emocionales; de ahí la rápida proliferación de enfoques de Yoga que incluyen el aspecto personal.

Como referencia, muchos profesionales de distintas áreas han logrado innumerables beneficios por medio de los programas y prác-

ticas del Yoga que se enfocan en áreas específicas: fascia, dolencias
o género, por mencionar unos ejemplos.

Durante las últimas décadas del siglo xx y principios del xxi, han
surgido Yogas más «técnicos» y muy enfocados en el «conocimiento» del cuerpo, en lugar de en una comprensión más sabia del mismo,
que es la esencia real del Yoga, y aun así ha seguido evolucionando
como ha sucedido a lo largo de los siglos.

Y esto nos lleva a comprender la importancia de practicar Yoga
desde una mirada consciente, porque, como se está constatando por
instituciones de referencia como la Universidad de Harvard, hay una
necesidad de prácticas que centren nuestra atención en el momento
presente y que nos ayuden eficazmente a reducir el estrés. Debido a
esta necesidad causada por nuestro estilo de vida moderno, las prácticas de las tradiciones espirituales están evolucionando hacia prácticas
más holísticas y meditativas, con una visión más integral que incluye
todos los aspectos de nuestro ser y de nuestra vida, tal como sucede
en el budismo, que está respondiendo a esta necesidad; el Yoga no es
una excepción. Lo curioso es que el Yoga en su esencia *ya* ofrece esa
visión holística y consciente. Y aquí la *vía tántrica,* no tan conocida
en Occidente, aplicada al *hatha yoga* resulta clave. Porque el tantra
es una filosofía gracias a la cual, a través de las prácticas yóguicas,
aprendes a vivir en el mundo, y no fuera de él.

Para recoger los frutos que ofrece el Yoga, de la forma que se me
enseñó en el linaje tántrico, resulta fundamental pasar de una práctica mental, que condiciona o tiene conocimiento del cuerpo, a una
práctica consciente, que te permite acceder a la sabiduría del cuerpo.

Según la visión tántrica, el *raja yoga* es *tomar consciencia* o
ser consciente, es la práctica de prestar atención sin juicio o crítica,
reactividad o análisis, de todo aquello que sucede dentro de nues-

tro cuerpo y mente en el momento presente, así como en nuestro entorno inmediato. Siendo consciente, tienes la sensación de que estás profundamente bien, aunque las cosas a tu alrededor no lo estén, y sufres menos. Desde la consciencia, la felicidad habita en los momentos, esos en los que estás profundamente conectado contigo mismo y experimentas paz, sinceridad y calma.

Practicar las posturas, *hatha yoga,* desde la consciencia, *raja yoga*, es abrirse al cuerpo y a su inteligencia desde la observación y escucha, desarrollando de esa forma compasión hacia ti y hacia lo demás.

Al practicar un Yoga más consciente se cubren principalmente cuatro áreas clave: *despertar* (consciencia abierta y libre), *crecer* (desarrollo de una mayor compasión y no crítica), *limpiar* (liberar aquellos aspectos somáticos ocultos e inconscientes) y *manifestar* (cultivar una vida alineada con nuestro propósito vital).

Por lo tanto, los siguientes cambios que podrás experimentar con tu práctica de Yoga más consciente y menos mental a través del cuerpo son:

• Reconocer tu rendimiento y graduar el nivel de intensidad de cada sesión sin necesidad de compararte. Algunas veces será más sencillo que otras, sin embargo, podrás satisfacer las necesidades de tu cuerpo sin necesidad de medir si se alcanza o no el objetivo que te has propuesto, y experimentarás un estado de profunda relajación.

• Entender el cuerpo como una entidad única y que no existe una postura perfecta, sino que las posturas se adaptan a tus necesidades. Se han de concebir como herramientas para liberar la tensión crónica, estirar y fortalecer los músculos.

- Activar la energía vital que fluye dentro del cuerpo. Según la visión del Yoga, en el cuerpo fluye energía vital (*prana*) vinculada a la respiración y que se equilibra gracias a las posturas, distribuyéndose de forma uniforme por todo el cuerpo, ofreciéndote vitalidad y serenidad.

- Cultivar un estilo de vida saludable, modificando hábitos insanos; desarrollas sensibilidad hacia las necesidades de tu cuerpo, facilitándote conseguir una transformación exitosa. Practicando Yoga desarrollas la sabiduría corporal, la gran autoridad que te permite decidir qué es mejor para ti mismo.

- Aun fuera de la sesión de Yoga, sus beneficios pueden proyectarse en la conexión a la vida cotidiana. Cuando asumes el Yoga como parte de tu vida, permaneces abierto a los cambios que la vida impone, te aceptas y aceptas a los demás; no existen juicios ni críticas.

- La autoaceptación te alivia en las posturas y gradualmente aquieta al crítico interior. Esto es esencial para poder adentrarte más profundamente en el cuerpo tal como es. Al liberarte de los condicionamientos y miedos de «cómo» exactamente deberías hacer la postura, puedes calmar la mente y su voz crítica. Te abres a la sabiduría del cuerpo que ofrece la postura.

- Tu crecimiento espiritual y psicológico aumenta, y ello favorece que las emociones intensas puedan vivirse con gran plenitud, permitiéndote observar la actividad de la mente con compasión, mejorando la habilidad para relacionarte desde la expresión y la capacidad de escucha a los demás, y haciendo posible que lleves una vida consciente y contemporánea.

- Por medio de la práctica del Yoga, el cuerpo experimenta una transformación profunda, impulsando el máximo potencial del cuerpo, nutriéndolo, alimentando el corazón y aclarando la mente. El Yoga te abre paso a un camino donde los obstáculos que bloquean y dañan el progreso natural de tu propio desarrollo humano se deshacen con mucha más facilidad. La práctica constante estimula el proceso de cambio positivo.

El Yoga te abre la posibilidad a través de una mirada consciente del cuerpo, e independientemente del método y estilo de Yoga que practiques, a desarrollar tu máximo potencial. Porque si te alejas del cuerpo, te alejas de la vida. En esencia, el Yoga te enseña a vivir, a estar plenamente vivo, a abrirte a la vida con todo el esplendor que puede llegar a ofrecerte en cada momento.

Te invito a que reconectes con la *sabiduría* innata, aquella que convierte la propia práctica en la misma meta, y como en muchas ocasiones he escuchado: «Si el Yoga que practicas no cambia cada aspecto de tu vida, no es considerado Yoga».

Como se ha hecho durante generaciones en la tradición tántrica, comencemos nuestro acercamiento a la comprensión *sabia* del cuerpo con un cuento épico y milenario.

Rama y Sita

Hace muchos siglos, el poeta y sabio Valmiki escribió en sánscrito la historia de Rama y Sita, contada en el poema épico *Ramayana*, que además de ser una gran historia de aventuras, amor, intrigas, luchas, héroes y dioses, está impregnada de sabiduría yóguica.

Rama es un profeta del hinduismo, considerado como el séptimo avatar del dios Vishnu en la Tierra, nacido en la aún existente ciudad sagrada de Ayodhya; primogénito del rey Dasharatha y la reina Kausalya, príncipe heredero del reino. Sita es la fiel esposa de Rama, considerada una encarnación de la diosa Lakshmi; hija del rey Janaka, que reinaba sobre lo que en nuestros días es Nepal.

La historia cuenta que cuando el rey Dasharatha anuncia la próxima coronación de Rama como nuevo rey, el pueblo acepta esta decisión y la celebra, pero no así la reina Kaikeyi, otra de las esposas de Dasharatha, que, bajo la influencia de una sirvienta despiadada, teme por la suerte del siguiente hijo menor del rey y hermano de Rama, Bharata.

Kaikeyi había salvado la vida del rey Dasharatha años atrás, y en agradecimiento el monarca le prometió concederle dos deseos. Aprovechándose de la situación, Kaikeyi decide gozar de esa recompensa y le pide al rey que, primero, envíe a Rama al exilio en la jungla durante catorce años y, segundo, corone al hijo menor, Bharata, como nuevo rey.

Aunque nadie estuvo de acuerdo, incluyendo Bharata, el rey cumple los deseos de su esposa, justificándose con el argumento de

Rama de que un hombre jamás debe romper sus promesas. Así es como Rama emprende su viaje al exilio, en compañía de su esposa Sita, que hizo caso omiso a su negativa, creyendo en todo momento que el deber de una esposa es estar siempre junto a su esposo. El hermano menor de Rama, Lakshmana, también se une a ellos y los tres parten.

Dasharatha, al día siguiente, ante el inmenso dolor de no poder soportar la pérdida de su hijo amado, fallece. A pesar de la tristeza y el ruego de todo el reino, Rama insiste en cumplir las palabras de su padre y ordena a Bharata gobernar en su ausencia, en lugar de permitirle unirse al exilio, como deseaba el hermano menor.

Durante su permanencia en el exilio, Rama y Sita se enfrentan a una serie de obstáculos y dificultades; el más duro es el rapto de Sita por parte del demonio de diez cabezas Ravana, rey de Lanka. Durante todo un año, Rama la busca sin desfallecer y sin conocer su paradero o la identidad de su secuestrador, mientras ella resiste en cautiverio, sin noticias del mundo exterior, para conservar su castidad y honor.

Rama decide pedir ayuda al Dios Mono, Hanuman, y después de muchas batallas, finalmente se entera de dónde está Sita (en la isla de Lanka), y logra rescatarla desde un casi vuelo, casi salto. El *Ramayana* cuenta este episodio así:

> Fue el mayor salto jamás dado. La velocidad del salto de Hanuman dejó flores y pétalos en el aire tras su paso que parecían pequeñas estrellas ondeando en las copas de los árboles. Los animales de la playa nunca antes habían visto nada parecido. Todos aclamaron a Hanuman, entonces el aire ardió y nubes rojas iluminaron el cielo...

Tras catorce años de exilio, regresan juntos a Ayodhya, donde Rama es coronado rey y comienza un reinado de prosperidad y felicidad para su pueblo.

Los dioses bendicen a los nuevos monarcas haciendo llover flores, celebrando el regreso de su rey. El pueblo de Ayodhya, la capital de Rama, ilumina el reino con miles de *diyas* (lámparas de aceite) para festejar igualmente su unión y dando sentido a lo que se conoce en la actualidad como el Festival de las Luces o *Diwali*, una palabra que viene de la sánscrita *Dipavali* y significa «fila de lámparas encendidas». *Diwali* recuerda y conmemora el regreso de Sita junto a Rama y el fin de sus catorce años de exilio, venciendo así a Ravana.

El *Ramayana* es más que una historia. Desde una perspectiva yóguica, la historia de Rama y Sita es simbólicamente parecida a lo que sucede dentro de nosotros. Tiene un significado filosófico, espiritual, y contiene una verdad profunda que se escucha en los *ashrams* de linajes tántricos, apuntando a la esencia de nuestra práctica de Yoga. Su autor, Valmiki, no era solo un poeta, era también un gran yogui. Para entender esta alegoría, es conveniente explicar quiénes son sus protagonistas y de alguna forma al leer el libro los tendrás presentes.

La historia comienza con el rey Dasharatha, que significa «diez carros», los cinco órganos de los sentidos y los cinco órganos de acción. Él es el rey de Ayodhya, ciudad del norte de la India, en los Himalayas, donde no pueden ocurrir conflictos; representa el séptimo *chakra*. Rama representa la forma pura del alma (consciencia) que vive en Ayodhya. Sita significa «la tierra», el Yo encarnado o el Yo individual. En lenguaje simple, Sita representa la energía, porque toda dualidad en el universo, toda materia, en esencia, es energía.

Al casarse Rama con Sita, la consciencia se fusiona con la energía, la dualidad manifestada en polaridad energética, que da origen al cuerpo humano. Sin embargo, cuando se casa con la energía, Rama no puede vivir en la ciudad sin conflictos (Ayodhya), porque allí la energía no se manifiesta; necesitan bajar al bosque, al sexto *chakra*, el punto de unión entre la energía y la consciencia, para vivir en equilibrio, plenitud y unión.

Rama y Sita entran a vivir en el bosque oscuro, que representa la vida o el mundo en el que vivimos, lleno de estímulos y distracciones.

Ravana representa la mente con sus voces (cabezas); él se enamora de Sita (energía) al verla en el bosque. Sintió por ella un gran deseo. Él supo que Sita es energía y que meditaba en Rama, que es la consciencia pura, para no dispersarse o estar confundida, entonces se camufló bajo un bello ciervo dorado, que representa una especie de distracción mundana o *maya*, y consiguió que Sita empezara a sentirse atraída al verlo, lo que simboliza que Sita, que como hemos dicho es energía, empieza a distraerse por el mundo y deja de estar centrada.

Rama dejó a Sita con Lakshmana, quien representa la consciencia individual dentro de nosotros. Lakshmana dibuja una línea para proteger a Sita, un límite que significa la protección contra los males y los peligros en este mundo lleno de provocaciones. Sin embargo, muy desafortunadamente, ella sale de esa protección y es capturada por Ravana, quien, como ya hemos dicho, representa la mente.

Según las creencias en Oriente, la mente tiene diferentes formas de distraernos; Ravana no tiene una cara, sino que podemos quedar atrapados fácilmente por él en forma de lujuria, orgullo, engaño, perversión, obstáculo, adversidad, etc., motivo por el cual es representado con diez caras.

En Lanka, hoy en día la isla de Sri Lanka, el punto más sur de la India y más lejano de los Himalayas, la tierra del materialismo gobernada por el rey de la Mente, o el primer *chakra*, Ravana toma a Sita, y ella comienza a meditar nuevamente en Rama, es decir, la consciencia, porque sabe que había quedado atrapada por algo muy poderoso, de lo que solo Rama puede salvarla.

Rama reúne al ejército de monos, que representan al ejército de pensamientos que nunca pueden permanecer en silencio. Desesperado por conseguir que estos se organicen, le pide ayuda a Hanuman, quien representa la respiración al ser el hijo del dios del viento y puede controlarlos. El poderoso mono Hanuman es una encarnación, también muchas veces denominada «expansión» del dios Shiva, quien es la misma consciencia a través de la respiración. El mismo dios Shiva se encarna en mono para asistir al príncipe Rama, una encarnación de Vishnu en la Tierra.

Para salvar a Sita (la energía), Hanuman utiliza la respiración y logra alcanzar Lanka, el primer *chakra*, y llevar a Sita al norte de la India, al sexto *chakra*, para centrar la energía en unión con Rama, la consciencia, en el punto del entrecejo, y así vivir en unión y en equilibrio.

Toda la historia del *Ramayana* gira alrededor del reencuentro de nuestra energía con nuestra consciencia. Nuestra energía, por culpa de la mente, se siente atraída por estas distracciones mundanas, y acabamos atrapados por la mente y el entorno ilusorio en el que vivimos. Estamos tan incrustados en este océano de *maya* que tendemos a provocar la ruptura de la conexión con nuestro ser interior. Para dominar Ravana, es decir, la mente, Rama tiene que dispararle al ombligo, lo que significa que para dominar nuestra mente tenemos que profundizar en sus raíces.

Cuando Rama y Sita regresaron a Ayodhya, tuvieron lugar las celebraciones de *Diwali*. Cuando desenfundas tu esterilla, celebras la unión de Rama y Sita dentro de ti, y de esta forma logras iluminar tu vida, tu camino, tu mirada, tu ser, siendo más feliz y sintiéndote lleno de bienestar.

Son estas alegorías las que sostienen nuestra práctica de Yoga, porque cuando no hay una comprensión profunda del porqué practicamos *asanas*, se pierde la esencia de la práctica de Yoga; no hay consciencia.

Por eso, las estatuas de Hanuman están en la entrada de los templos donde se venera a Shiva, el dios que representa la consciencia pura que somos en esencia. Cuando nuestra consciencia puede volar junto con la respiración a lugares lejanos de nuestro cuerpo, allá donde la energía se haya quedado atrapada, estamos frente a la puerta de la transformación, esa que nos antepone a una práctica no mental, sino consciente, liberadora, porque, como se dice en el linaje en el que me entrené: Sita siempre va a querer volver con Rama, el amor incondicional.

Practicamos Yoga para rescatar a Sita, esa energía dispersa y atrapada por el estilo de vida moderno, por el estrés y la ansiedad que nos ha causado nuestra propia mente, por las innumerables distracciones y estímulos a los que estamos sometidos y que seducen nuestras decisiones, haciendo que nuestro cuerpo esté estancado y sin vitalidad.

Esta interpretación tántrica del cuento de Rama y Sita, poco conocida, te servirá como simbolismo y mapa para lograr que tu energía fluya como el río Ganges por las llanuras de los Himalayas; tiene el potencial de cambiar tu práctica de Yoga al expandir la consciencia a través de tu cuerpo, y de iluminar –como la celebración de *Diwali*– toda tu vida.

«El que planta árboles, sabiendo que nunca se sentará a su sombra, ha empezado a comprender el significado de la vida.»

RABINDRANATH TAGORE

1. De la crisis del estrés a las raíces del cuerpo

Vamos a adentrarnos ahora en las consecuencias que tiene para nosotros no ser conscientes de Ravana y de sus poderes de seducción, así como de mantener a Sita alejada de Rama.

Las exigencias diarias a las que nos sometemos pueden llevarnos a la conocida enfermedad del siglo XXI: el estrés.

La recepción de información excesiva desde el exterior a través de los sentidos y los requerimientos multitareas, propios de la vida actual, tienen el potencial de modelar e influir en nuestro estilo de vida. Y muchos de nosotros podemos ser prisioneros de lo que ocurre a nuestro alrededor si no prestamos atención.

Si no entrenamos el mantener la calma viviendo en el presente, estaremos girando en un círculo constante de estados de alerta que desequilibran todos los niveles de nuestro cuerpo; sobre todo cuando tenemos malos hábitos alimenticios y rutinas adictivas.

Esta conducta inconsciente nos puede provocar estados de ansiedad, depresión, frustración y enfado que acompañan una variedad de respuestas físicas que incluyen palpitaciones, sudoración excesiva, diarrea, indigestión, dolores de cabeza frecuentes y debilidad. Estas respuestas son el resultado del proceso complejo al que tienen que adaptarse los sistemas fisiológicos del cuerpo durante los períodos de estrés crónico. Este proceso fue denominado «respuesta de estrés» por investigadores pioneros como el doctor Hans Seyle de Canadá e incluye aumento del ritmo cardíaco, de la presión sanguínea, de la tensión musculosquelética y de los niveles de cortisona y noradrenalina en sangre.

Si las condiciones que generan el estrés persisten, los desequilibrios del sistema nervioso autónomo, de las glándulas endocrinas y de la composición química y hormonal en la sangre se convierten en permanentes, con un funcionamiento cada vez más alterado de todos los órganos y sistemas vitales del cuerpo.

El trabajo del doctor K.N. Udupa, de la Universidad Hindú de Benarés (India), sugiere que los trastornos relativos al estrés crónico evolucionan de forma gradual en cuatro fases reconocibles.

Inicialmente, surgen cambios psicológicos: ansiedad, irritabilidad e insomnio, debido a la sobreestimulación del sistema nervioso simpático. En una segunda fase, aparecen diferentes síntomas físicos como hipertensión arterial, ritmo cardíaco acelerado o aumento de la motilidad intestinal. En la tercera fase, se establece un desequilibrio físico y/o bioquímico mayor, y se manifiesta clínicamente la evidencia del mal funcionamiento de los órganos. Finalmente, aparecen lesiones detectables y, a menudo, irreversibles, con frecuencia con síntomas graves que requieren cirugía o tratamiento farmacológico a largo plazo.

Los condicionamientos sociales y culturales son también vistos como productores de estrés y pueden filtrar las experiencias vitales como una amenaza a la autoimagen creada, produciéndose el instinto de supervivencia. Es por su causa que la persona trata de tener una vida que encaje con la «imagen» que la sociedad quiere que tenga. Hay decisiones inconscientes que conllevan un sobreesfuerzo para cuidar esa imagen y que producen ansiedad y preocupación en exceso.

Si no somos conscientes, esta sensación de amenaza nos puede crear pensamientos de conflicto e impedir que disfrutemos de la vida, desarrollando los eternos «algún día», «después», «más adelante», «en el futuro».

Las investigaciones sobre el impacto del estrés en el psicocuerpo son alarmantes. El estrés crea puntos ásperos en los vasos sanguíneos que obstaculizan la circulación de la sangre; la respuesta inmune aumenta al matar los glóbulos blancos y se debilita el sistema de manera crónica. De igual forma, compromete la capacidad de producir anticuerpos y combatir infecciones, pudiendo hacer que el sistema inmune actúe sin control sobre el propio cuerpo. Si el estrés se cronifica, a largo plazo puede haber sobrepeso en la parte central del cuerpo, más azúcar en la sangre, retención de líquido, disfunción eréctil, pérdida de interés sexual debido a la disminución de hormonas sexuales, colesterol y aceleración del envejecimiento.

El estrés también puede influirnos en el aprendizaje al dañar gravemente la memoria a largo y corto plazo, y nuestras habilidades matemáticas, e incluso puede influir en nuestro lenguaje. Según diversos estudios, adultos con alto nivel de estrés procesan un 50% menos de información que adultos con menos nivel de estrés. El estrés nos crea hipersensibilidad. Una pequeña cantidad de estrés puede producir angustia y favorecer una mayor respuesta de sobresalto. También se ha comprobado que causa depresión al haber una baja regulación de procesos como: comunicación, razonamiento y percepción espacial.

Por todas estas razones graves, muchas personas anteriormente tensas, y frustradas, manifiestan haber modificado su estilo de vida para alcanzar uno más saludable. Por ejemplo, con los años se ha comprobado que la ingesta de alimentos ha determinado muchos de los problemas de salud actuales. A pesar de que las grasas tenían relación con la supervivencia en tiempos de hambruna, en la actualidad muchas de las deficiencias y trastornos de nuestro cuerpo se deben a los excesos en su ingesta y en la de otros macronutrientes.

Según la visión del Yoga, para emprender un viaje hacia lo saludable no es suficiente con llevar una dieta equilibrada, comer el 80% de lo que se necesita, consumiendo comida orgánica rica en vegetales, ingiriendo las cantidades calóricas y debidas de alimentos «con alto aporte energético» que todavía no han muerto. Tampoco basta con hacer ayuno. Ayunar, según el Yoga, no significa abstenernos totalmente de la comida. Existen procesos de ayuno diferentes para darle descanso al sistema digestivo y desintoxicar nuestro cuerpo, como, por ejemplo, el que es a base de zumos de frutas y verduras durante todo el día; también podemos practicar la monodieta, que consiste en ingerir por un tiempo alimentos de un solo tipo, como fruta o arroz integral.

Son ejemplos de cómo el Yoga sugiere prestar atención a todas las áreas de la vida, porque todas están estrechamente interconectadas entre sí. Pero el gran secreto en el Yoga está en entender que no solo se trabaja la salud al trabajar sus síntomas; en este sentido, el concepto occidental de salud es, en muchos casos, limitado, pues se cree que solo se trata de la ausencia de enfermedades. La raíz etimológica del término *salud* significa «entero», «íntegro», «sagrado» o «santo». La salud es estado de bienestar profundo, completo, holístico. Y la clave es cuidar las raíces de nuestro cuerpo.

Existe una historia yóguica que refleja este punto con claridad:

> Mil años atrás, un maestro de la India contaba una historia de un granjero muy próspero para explicar cómo el Yoga mejora la salud. Este granjero hizo un hueco en el centro de su huerto y lo llenaba de

agua. Regaba el huerto con paciencia a través de una serie de canales de riego, y una vez removida de la tierra la mala hierba y cultivadas las semillas, crecían sus cultivos de forma sana, llenos de vitalidad y en abundancia. Los yoguis cuidan su cuerpo de manera parecida. Lo abastecen de energía vital (*prana*) mediante las posturas de Yoga y las prácticas de respiración (*pranayama*) y canalizan su energía y la distribuyen por todo el cuerpo, actuando así de forma preventiva sin necesidad de esperar que aparezcan síntomas y el cuerpo empiece a padecer. De este modo, aumenta la vitalidad, se previenen enfermedades y se potencia la capacidad de curación.

Mediante las posturas de Yoga, cuidas las semillas de la salud al abastecerlas de *prana*, fortaleciendo tu equilibrio mental y emocional, manteniendo de esta manera el cuerpo en excelentes condiciones, permitiéndole que pueda responder a cualquier obstáculo o situación de estrés.

Trabajar las raíces del cuerpo te permite que mejore tu circulación sanguínea y que tus órganos funcionen mejor, facilitándoles el trabajo de eliminación de elementos físicos que le restan vitalidad a tus tejidos. Verás cómo empiezas a sentirte ligero y limpio.

Desde el Yoga se proponen varias formas de trabajar las raíces del cuerpo. Por ejemplo, debido a que nuestros cuerpos están continuamente expulsando desechos a través de los riñones, pulmones, intestinos y glándulas sudoríparas, para mantener una armonía interior y un correcto funcionamiento, resulta importante conocer los mecanismos de limpieza (*kriyas*) que establece el Yoga en su práctica, sobre todo porque el agua, la comida y el aire, aunque están disponibles en el mundo donde vivimos, pueden estar contaminados.

Son seis los *kriyas* descritos en el *Hatha Yoga Pradipika*, y resultan especialmente beneficiosos realizados en ayuno, pues aceleran el proceso de desintoxicación y liberación energética: limpieza nasal (*neti*), fortalecimiento abdominal y limpieza del sistema digestivo (*nauli*), limpieza del tracto digestivo superior (*dhauti*), limpieza de colon (*basti*), limpieza de los pulmones y bronquios (*kapalabhati*), y limpieza ocular (*tratak*). Son ejemplos de cómo el Yoga purifica el cuerpo y permite gozar de una mayor vitalidad y una mayor energía. También purifica los órganos de percepción, tal como podemos leer en la primera descripción del Yoga que se encuentra en la *Katha Upanishad*, hacia el siglo v a.C.: «Se considera que el Yoga es la purificación constante de los órganos de percepción».

Como hemos visto en el cuento de Rama y Sita, liberar la energía vital es el objetivo de cualquier práctica de Yoga para cuidar las raíces del cuerpo, revitalizarlas y fortalecerlas. De este modo el Yoga es válido a modo preventivo y no solo curativo. Ese es el secreto. De ahí que necesitemos limpiar nuestros órganos sensoriales para procesar con mayor claridad la experiencia que tenemos en el mundo, porque el *prana* a nivel biológico actúa como cinco vientos (*pancha vayus*). Se encarga de la nutrición e inhalación, rige la eliminación de desechos y la exhalación (*apana*), gobierna la asimilación de la nutrición y del intercambio de gases en los pulmones (*samana*), administra la distribución de la alimentación digerida y de la distribución de oxígeno a cada célula del cuerpo (*vyana*) y facilita la expresión exterior y la expresión del habla o del movimiento del aire como la tos (*udana*). Y veremos como a nivel más sutil el *prana* actúa mediante los órganos de percepción haciendo que la experiencia que se vive se experimente a través de nuestros sentidos. Asimismo se encarga de descargar la misma experiencia (*apana*); de asimilarla, ya sea una experiencia positiva o negativa (*samana*); de integrarla en el cuerpo como emoción, sentimiento o memoria, y de tomar acción en respuesta a la asimilación de la experiencia (*udana*).

Con el Yoga, tu belleza interior mejora porque tus raíces están sanas y fuertes. Piensa en una flor: sí, sus ramas o flores están débiles, enseguida buscas la causa en sus raíces. Les pones abono, alimento y agua. Con las posturas y otras prácticas yóguicas, a través del cuerpo buscas que tus raíces estén sanas, te recargas constantemente de energía abundante, esa que estabiliza tu metabolismo cuando respiras y que se mantiene estable cuando tu sistema nervioso trabaja de forma equilibrada con tu sistema endocrino, y que no consumes al tensar los músculos ni al somatizarla en dolores crónicos.

Al trabajar tus raíces en el cuerpo te sientes más joven en la piel, en el cabello, en cada elemento de tu cuerpo, y ello se manifiesta en una actitud jovial. El Yoga te ayuda a desactivar la reacción «lucha /huida» y a activar la respuesta a la relajación, por lo que resulta un recurso eficaz para salir del círculo vicioso del estrés.

Y la clave para abastecer las raíces de energía vital (*prana*) es practicar las posturas de Yoga (*asanas*) desde la consciencia, porque, al practicar desde la consciencia (atención plena al cuerpo, a su respiración, a sus sensaciones), con el tiempo desarrollas el pilar yóguico más importante para cultivar una vida en equilibrio: desarrollar el punto medio (*mitahar*). Gracias a *mitahar*, haces que todos tus hábitos de vida se concentren en permanecer dentro del equilibrio que el cuerpo en sí te pide. Solo la consciencia puede percibir el sabio equilibrio del cuerpo y brindarte la suficiente vitalidad energética para estar plenamente presente en el aquí y ahora.

La práctica de las posturas desde la consciencia persigue cinco principios básicos para desarrollar *mitahar* dentro de la esterilla y fuera de ella cuando te encuentres en situaciones de alta tensión.

Estos son: respirar, relajarte, sentir plenamente, observar y permitirte ser. La *Bhagavad Gita* justo nos indica una práctica de Yoga en equilibrio: «El Yoga desarrolla moderación en la alimentación, moderación en el disfrute, moderación en el trabajo y moderación en el sueño, el Yoga reduce todo sufrimiento».

Al aprender a estar en sintonía con las necesidades de tu cuerpo, seguramente podrás elegir la mejor opción ante una amplia carta de posibilidades. Profundizar en esta práctica te hace más sencillo el trabajo de observar cómo reaccionas ante momentos difíciles y te revela una gran cantidad de información acerca de ti. Practicar Yoga no significa conseguir cuerpos perfectos, posturas perfectas o tener un estilo de vida sin errores, eso es justo sobrepasarse del punto medio. La práctica del Yoga te ayuda a vivir la vida, independientemente de la forma en que se presente. Te enseña a ser feliz y pleno con lo que eres y tienes. Y las posturas te acercan a ese propósito.

Poco a poco, aprenderás a responder conscientemente, y tu cuerpo responderá de forma sabía. Como dice el antiguo proverbio hindú: «El que es capaz de dominarse hasta sonreír en la mayor de sus dificultades es el que ha llegado a poseer la sabiduría de la vida».

Conectarte con tu interior a través del cuerpo y su sabiduría te enseñará y te transformará; accederás a una vida llena de vitalidad y gozo.

2. Consciencia de la respiración y del límite

La entrada y la salida de aire de nuestros pulmones es esa capacidad vital que conocemos como respirar. El Yoga está relacionado de manera directa con ese proceso tan importante, pues respirar se asocia con nuestro estado general de salud y felicidad.

La práctica del Yoga sostiene que respirar de forma libre, fluida y presente te ayudará a vivir con plenitud; mediante la respiración puedes liberar toxinas, absorber nutrientes, oxidar alimentos y convertir todo en energía. En una sesión de Yoga puedes conseguir activar tu metabolismo controlando tu respiración y siendo consciente de ella.

Ante la ira y el miedo, te agitas; ante la calma, relajas y suavizas el flujo respiratorio. Dicho esto, en una sesión de Yoga, si alivias el flujo respiratorio, puedes lograr, aun estando presentes la ira o el miedo, un equilibrio entre tu mente y tus emociones.

La respiración es el puente que conecta tu cuerpo energético con el cuerpo universal de energía que veremos en el próximo capítulo, y es también el puente entre el cuerpo y la mente, y entre el cuerpo y el alma. La vida comienza con la primera inhalación y termina con la última exhalación. En el medio, lo que llamamos vida es sostenido por una serie de respiraciones ininterrumpidas.

Parece asombroso que tengamos que aprender a respirar. Esto sucede porque restringimos nuestra respiración; sobre todo cuando nuestro cuerpo reacciona ante alguna situación de estrés y hacemos que los músculos del abdomen se tensen como tratando de evitar daños físicos y emocionales. Si permites que esta reacción se haga frecuente, darás paso a consecuencias indeseadas.

Lo que sí es positivo es que el Yoga te ayuda a liberar esa tensión muscular mientras te haces consciente de tu respiración; sus posturas solo serán favorecedoras si prestas atención a cómo respiras. La respiración consciente es una práctica poderosa para armonizar y equilibrar lo que piensas, sientes y haces. La respiración inconsciente, la automática, es un proceso biológico. Cuando esta misma acción se realiza con total consciencia, esa misma respiración es la que crea más *prana,* ofreciendo vitalidad y sanación al cuerpo.

La respiración consciente es el poderoso vehículo que dirige tu práctica (*sadhana*) hacia lo profundo. La práctica consciente del Yoga (*sadhaka*) nos conecta con la sabiduría del cuerpo, con el ser, con el poder interior.

La respiración puede tener cierta inestabilidad: primero, se tensa sutilmente al final de cada espiración al soltar el aire, y luego se estabiliza para volver a tensarse al final de la inspiración al tomar el aire. Al interiorizar este proceso, podremos regularizarlo conscientemente. Se trata de pasar con suavidad de una fase a otra hasta poder unificarlas y que la pausa que exista entre ellas sea natural y apenas perceptible.

Durante la práctica del Yoga podrás mejorar la capacidad de concentración al aprender cuán estrecho es el vínculo que hay entre la mente y la respiración, pues un ciclo respiratorio fluido nos ayuda a permanecer presentes en la práctica.

Al realizar las posturas es importante que procures tardar el mismo tiempo en tomar aire que en soltarlo. A este proceso se le llama respiración regular, pues gracias a ello las fases de espiración e inspiración van a tener la misma longitud.

El oxígeno que entra al organismo te proporcionará la energía necesaria para realizar cada postura. Sin embargo, es recomendable alargar las espiraciones más o menos un par de veces justo antes de relajarte profundamente en la postura del cadáver (*savasana*), al inicio y al final de tu práctica, y que estas duren el doble de tiempo que las inspiraciones. Esto es conocido como respiración relajada, y te ayudará a llegar a un estado profundo de relajación.

Gran parte de las posturas que llevamos a cabo en la práctica del Yoga pueden favorecer una fase de la respiración y a su vez restringir otra. Existe la postura de la esfinge (*ardha bhujangasana*), que evita el movimiento del diafragma y nos ayuda a respirar con el pecho. Y la postura del puente (*setubandhasana*), que bloquea la respiración desde el pecho y nos enseña a utilizar el diafragma.

Este hecho es bueno, pues, favoreciendo o restringiendo fases de la respiración a través de las posturas, podrás fortalecer el proceso respiratorio de forma equilibrada. Al lograr la comodidad en la ejecución de las posturas y al mantenerlas, tu respiración se volverá más lenta, profunda y natural en tu vida cotidiana.

Otro punto importante es la necesidad de permanecer siempre receptivo a la coordinación espontánea del movimiento y la respiración.

Debemos ensanchar el pecho al extendernos y así permitir que el aire llegue a los pulmones. También podemos lograr que el aire salga con naturalidad al flexionar el cuerpo hacia delante. Todo esto podemos alcanzarlo cuando somos receptivos a esa perfecta coordinación natural de la respiración y el movimiento. El Yoga define su belleza cuando las posturas, la respiración y la meditación ocurren en conjunto, sin separarse.

Lamentablemente, la mayoría de las personas limitan su capacidad vital de respirar. Algunas respiran de forma corta y superficial levantando los hombros; otras lo hacen lentamente y de manera profunda, poniendo rígido el tórax. Es verdad que no podemos cambiar los hábitos respiratorios de la noche a la mañana, pero la práctica del Yoga te ayuda a eliminar esos obstáculos poco a poco, para así poder respirar libremente y sin barreras; el Yoga fortalece el abdomen, el diafragma y todos los músculos que participan en la respiración para facilitar la llegada de aire a los pulmones, lo que permite liberar tensiones físicas y emocionales.

Durante la práctica de las posturas e incluso durante el calentamiento, es importante mantener una respiración fluida, suave y uniforme. Al principio puede resultar complicado resistirnos al impulso de respirar, pero reduciendo la velocidad y evitando movimientos bruscos al momento de realizar posturas que impliquen contraer el torso, se puede regular el ritmo de la respiración. Lo mejor siempre será que estés concentrado en mantener un ciclo respiratorio que fluya espontáneamente según las posturas que hagas. Algunas te exigirán respirar de forma corta y superficial, otras de forma larga y profunda.

Respirar por la nariz mientras practicamos Yoga tiene beneficios muy relevantes, como el hecho de aumentar la capacidad de energía vital que puede absorber nuestro cuerpo durante la respiración. Se debe aprender a respirar con la boca cerrada y por las fosas nasales, haciendo movimientos profundos con el abdomen, el pecho y el diafragma, permitiendo así que el aire entre, se filtre y se caliente antes de llegar a los pulmones.

En el *Hatha Yoga Pradipika*, hay un verso que nos habla de este punto: «Cuando la respiración se mueve, la mente se mueve. Cuando la respiración está en calma, la mente está en calma. De este modo, al controlar la respiración, el yogui alcanza la estabilidad». Es posible que al iniciarte en la práctica tengas cierta resistencia a cambiar tus hábitos respiratorios y sientas que tu estado físico y mental se alteran significativamente. Esa modificación en la forma de respirar puede agitarte o causarte somnolencia y ansiedad, entre otras cosas. Sin embargo, a medida que avanzas en la práctica, podrás vencer esa resistencia incluso sin darte cuenta y reconocerás que tu estado emocional está pasando a ser mucho más dinámico. Recuerda: ser profundamente sensible a la respiración durante la práctica del Yoga es mucho mejor que realizar posturas sin consciencia de ellas.

Para nadie es un secreto que la mayoría de las personas terminan sufriendo algún dolor físico cuando por alguna razón están deprimidos, ansiosos o incómodos. Piensa, por ejemplo, en el cuello y los hombros. El exceso de tensión muscular nos lleva a creer prácticamente que llevamos algo muy pesado sobre los hombros, haciendo que nos resulte difícil mover la cabeza y los brazos. Aumentar esa tensión ocasionará que tu rendimiento cerebral disminuya a causa de que el flujo sanguíneo hacia el cerebro no es suficiente.

Conocer la anatomía de tu cuerpo es muy útil en todos los casos. El cuello une la cabeza con los hombros y la parte de arriba de la espalda a través de vértebras, tejidos de soporte y músculos, que se combinan para lograr una gran amplitud de movimiento, pero esa flexibilidad que lo caracteriza es un arma de doble filo; el desequilibro muscular y un mal alineamiento de las articulaciones pueden llevarte a sufrir asimetrías en las posturas, ocasionando espasmos musculares, dañando nervios e incluso afectando profundamente el funcionamiento correcto de todo el cuerpo.

Los hombros deben ser fuertes y estar bien alineados para que puedas mover los brazos, por lo que no debes tenerlos encogidos si quieres evitar una asimetría evidente de hombros y una intervención médica. En las posturas, para evitar lesiones, trata de alinear bien tu columna.

Siempre que no exista otra razón detrás de estas dolencias, como una vértebra afectada o un nervio comprimido, el Yoga puede hacer que liberes esa tensión acumulada en el cuello y los hombros. En la práctica, mediante la ejecución de movimientos suaves, relajación y respiración plena, puedes lograr liberar esa tensión.

Los músculos del abdomen favorecen la respiración, mantienen la columna alineada, protegen toda la zona lumbar y también te ofrecen amplitud de movimiento. Al ayudar a los músculos del abdomen a estar fuertes y flexibles, harás que tu centro de gravedad, que se localiza debajo del ombligo, te dé la posibilidad de moverte con fluidez.

Anatómicamente, el abdomen se divide en cuatro músculos. El recto abdominal es el más cercano a la superficie y se extiende desde el esternón hasta el pubis. Este músculo te ayuda a flexionar el tronco, sentarte y levantarte al contraerse. Cuando lo tonificas, logras abdominales bien marcados. Los oblicuos interno y externo, que unen la pelvis con las costillas, te ayudan a rotar la columna y flexionar el tronco. El músculo abdominal transverso, que se une a la columna y rodea el tronco, estabiliza la columna vertebral. Cuando lo tonificas, haces que tu vientre sea más plano.

Con ejercicios podrás fortalecer toda esa red de músculos que conforman el abdomen, sin realizar muchas repeticiones que dañen la zona lumbar o el cuello, como las sentadillas y abdominales. Nuestro abdomen debe ser capaz de contraerse para ayudarnos en el movimiento, pero también de relajarse de forma rápida para que evitemos la tensión residual que su contracción supone. Además, es el centro del sentimiento, por lo que si te relajas podrás sentir emociones.

Es bueno ser consciente de los muchos mitos que nacen de los dolores lumbares, siendo el primer paso para lograr la salud de esa zona. No es cierto que los dolores lumbares se deban a falta de flexibilidad. El dolor proviene de la presión que podemos ejercer en ciertos tejidos de soporte o conectivos, por lo débiles que se encuentren en ese momento los músculos que unen nuestro torso a la columna.

Lo que sí es necesario es ejecutar una secuencia de posturas como tratamiento para atacar estos dolores, a fin de que, de manera progresiva, fortalezcas cada músculo. Durante esas secuencias restaurativas evita la amplitud de movimiento, dedicándote más bien a realizar ejercicios de resistencia. Trata de evitar el exceso de presión combinando movimientos que en su fusión fortalezcan y alivien toda la zona afectada, que partan de una postura que no conlleve flexión o extensión excesiva, y así no sufrirás comprimiendo tus vértebras.

En el Yoga puede que tengas que ejercer posturas que te lleven a estirar demasiado la zona lumbar y que frecuentemente padezcas de dolores lumbares debido a ello. Practica preferiblemente ejercicios boca abajo, como la postura de la esfinge (*ardha bhujangasana*) y la postura de la serpiente (*bhujangasana*), que usan como base el suelo para estabilizar la zona lumbar. Las extensiones más profundas que se hacen en la postura de camello (*ustrasana*) y la rueda (*urdhva dhanurasana*) solo debes hacerlas si tu cuerpo expresa que podrás ser capaz de realizarlas. No lo obligues.

Los ejercicios que conllevan flexión hacia delante estando de pie permiten más amplitud de movimiento que los que se hacen estando sentados, como, por ejemplo, la postura de la pirámide (*parsvotta-*

nasana) con las piernas bien abiertas, en la que debes evitar llegar a tocar los pies si sientes dolor o sensibilidad en la zona lumbar. Mantén siempre la columna bien alineada, y al subir deja las rodillas flexionadas ligeramente para evitar la tensión. Que la gravedad ejerza su trabajo y te lleve a enraizar bien los pies en el suelo.

La práctica de las posturas brinda excelentes beneficios para aquellos que sufren de dolores crónicos. Además, junto con la meditación, pueden hacer mucho más tolerable el umbral del dolor al separar las emociones de la tensión muscular que se asocia a esta situación. El estrés y nuestras debilidades emocionales son muchas veces responsables de los dolores lumbares.

El Yoga nos enseña que el dolor va más allá de una sensación física, nos muestra que es una experiencia sensorial que agita nuestras emociones más profundas. Aprendiendo a respirar y a relajarnos lograremos controlar el estrés muscular.

Cuando trabajes las caderas, trata de estar abierto a todas las sensaciones y emociones, porque el Yoga, tradicionalmente, expone que en la cadera y la pelvis se acumulan todas nuestras emociones reprimidas y las heridas que no hemos podido atender y, por lo tanto, sanar.

La cadera es una estructura muy compleja y fuerte, por lo que puedes articularla estando de pie, sentado, caminando o corriendo. El fémur, que es el hueso más largo del cuerpo ubicado en la parte superior de la pierna, rodeado por un espeso bulto de músculos, se ensambla en la pelvis.

Es normal que la amplitud de movimiento de la cadera se vea afectada si llevas una vida muy sedentaria, pues ello afecta el alineamiento y da lugar a una fuerte tensión muscular que produce dolores muy intensos en la zona lumbar y en la cadera misma.

Puedes practicar Yoga para contrarrestar estas afecciones y recuperar el movimiento de las caderas, siempre que descartes lesiones o enfermedades de índole importante, como la artrosis. Algunas posturas en la práctica del Yoga te van a ayudar a estirar y recuperar la fuerza en esta zona; por ejemplo, la serie del saludo al sol (*surya namaskar*) y la serie del saludo a la luna (*chandra namaskar*).

Ahora bien, si tu cadera sufre de mucha tensión, lo mejor es que hagas estiramientos suaves en el suelo para que no soporte mucho peso, con movimientos estables que puedas repetir muchas veces. Realiza en este orden las siguientes posturas: rana invertida (*mandukasana*), bebé feliz (*ananda balasana*), cuclillas (*malasana*) y de nuevo rana invertida (*mandukasana*), así lograrás que tu cadera vaya abriéndose y puedas ejecutar posturas más intensas como la diosa (*utkata konasana*), el guerrero (*virabhadrasana I*) y el guerrero lateral (*virabhadrasana II*), que trabajan más esta articulación y fortalecen los músculos que la rodean.

El Yoga te brindará continuamente múltiples beneficios para fortalecer tu cuerpo.

Nuestras rodillas, igualmente, son articulaciones complejas que pueden verse afectadas si practicamos ejercicios de alto impacto como el *footing* u otras formas de ejercicios aeróbicos sin estar preparados o suficientemente en forma. Su estabilidad depende de una combinación importante de músculos, tendones, cartílagos y ligamentos, sobre los que no se puede ejercer presión excesiva, ni torcerse o moverse hacia los lados. No se pueden flexionar en exceso en posturas donde debamos permanecer de pie; los pies deben estar bien enraizados en el suelo para que los músculos que rodean la rodilla se contraigan y sujeten la articulación.

Posturas como la del árbol (*vriksasana*) y la grulla (*bakasana*), donde enraízas las plantas de los pies muy bien contra el suelo y contraes el cuádriceps, son excelentes para fortalecer las piernas cuando debes permanecer de pie sobre una sola de ellas.

La lesión más común en los principiantes del Yoga es la que afecta el menisco, cartílago muy delicado en la rodilla, debido a la postura del loto (*padmasana*), ya que la practican sin haber desarrollado un mínimo la flexibilidad de las caderas.

❋ ❋ ❋

En la práctica del Yoga, las posturas no buscan la alta estimulación, a diferencia de otro tipo de ejercicios físicos que pueden provocar fatiga. Muchos son los ejercicios recomendados por los médicos para estimular el corazón y hacer que los latidos de quien corre aumenten. Las posturas del Yoga buscan estabilizar el ritmo cardíaco sin depender de la intensidad de las mismas.

Cuando el Yoga forma parte de tu vida cotidiana, el estiramiento y la fuerza, aunque parecieran polos opuestos, equilibran cada parte del cuerpo y la mente, otorgando una profunda sensación de paz y rejuvenecimiento.

Es importante tomar consciencia y tener cuidado de las nuevas prácticas de Yoga occidentales, como la popularidad de los *vinyasas,* que entrelazan posturas sin hacer paradas en las mismas, o clases donde se aumenta la temperatura de la sala provocando incluso deshidratación o desmayos. Practicar de esta forma crea una sobreestimulación del sistema nervioso simpático, debido a la posibilidad de cansancio excesivo por el continuo movimiento que dará lugar a que la reserva celular del cuerpo y las glándulas endocrinas se fatiguen y vean afectado su funcionamiento. De este modo, la aparición de toxinas en las células aumenta, elevando a su vez el pulso y la presión en sangre, por lo que el corazón trabajará bajo un esfuerzo mayor. Exactamente como en cualquier otro ejercicio físico.

Para el yogui, ningún ejercicio físico o Yoga de movimiento continuo puede suplir el objetivo del Yoga de cuidar las raíces del cuerpo abasteciendo al cuerpo de energía vital (*prana*) y así permitir con el tiempo el desarrollo de un mayor bienestar en todas las áreas de su vida. Como ya hemos visto, el Yoga relaja el cuerpo y la mente, desarrolla la flexibilidad y aporta incontables beneficios.

Todas las formas de ejercicio que conocemos brindan al cuerpo cierta sensación de bienestar. Esto es solo momentáneo, porque generan al mismo tiempo tensión. El Yoga, de forma diferente, reduce el estrés y mantiene el equilibrio del sistema nervioso, incluyendo todas las partes del cuerpo sin producir una carga mayor de la que pueda soportar.

Desde la observación consciente, la práctica del Yoga es, indudablemente, más profunda. Te brinda precisión, genera energía y mejora el sistema inmune.

El cuerpo se fortalece cuando se esfuerza y se revitaliza cuando se estira. Al ejercer una postura de Yoga, ningún músculo podrá estirarse a sí mismo, pues la sensación de estiramiento aparece en el momento en que algunos músculos se contraen y ejercen un tipo de fuerza sobre otros músculos, que se alargan y se relajan. Esta combinación permite al cuerpo aumentar su flexibilidad y fuerza, considerando que cada postura en esta práctica es una mezcla entre el esfuerzo y el estiramiento, por lo que es importante hacer paradas dentro de la postura.

Básicamente, el Yoga es funcional para estirar los, aproximadamente, seiscientos músculos esqueléticos que nos conforman, compuestos de fibras diminutas que se asocian a vasos sanguíneos y nervios en general. Los músculos pueden estirarse un 50% más de su longitud en estado de reposo.

Nuestro cuerpo también está conformado por huesos y tendones, que son una especie de tejido de soporte que no se estira fácilmente, y solo puede soportar un grado específico de fuerza para no desgarrarse o deformarse. Lo mismo pasa con los ligamentos, que difieren totalmente de lo anterior porque no se estiran en absoluto.

Dicho esto, podemos determinar que las posturas del Yoga tienen como base el estiramiento de los músculos esqueléticos y la fascia, que es un tejido conectivo que envuelve todos los órganos de nuestro cuerpo, desde músculos a tendones o células.

Si ejerces mucha fuerza y presión sobre huesos, tendones o ligamentos, los movimientos serán dolorosos y podrán terminar ocasionando inestabilidad articular.

Por ello, la práctica de Yoga te ayudará a prevenir lesiones y conservar la elasticidad de los tejidos blandos.

El estiramiento es y será entonces el mejor ejercicio para mantener la salud de cada articulación, músculo o tejido conectivo que te conforma, haciendo ágiles tus movimientos y bloqueando la posibilidad de sentir dolor al ejercer presión con las posturas realizadas.

La relajación y contracción muscular están controladas directamente por el sistema nervioso central. Los músculos esqueléticos voluntarios se contraen cuando hay una orden de movimiento para ejecutar una acción determinada, y de forma espontánea se relajan cuando se ha logrado el objetivo. Hay personas que mantienen los músculos del cuerpo ligeramente contraídos, sobre todo cuando existe un exceso de tensión muscular al terminar una larga jornada.

El gasto energético que supone contraer un músculo es considerable, sobre todo si te mantienes contraído mucho tiempo, ocasionando tensión en el músculo y mucho dolor. La contracción de músculos en el pecho dificultará tu respiración; si contraes los músculos del cuello, disminuyes el oxígeno cerebral debido al bajo flujo sanguíneo y ello te ocasionará dolores de cabeza. Pero si haces las posturas con el estiramiento adecuado y las mantienes durante varias respiraciones, harás que esa tensión muscular, si se ha producido previamente, sea liberada y que los músculos recuperen su forma en reposo. Gracias a esto, podrás sentirte relajado.

En muchas ocasiones, la tensión muscular viene ligada a situaciones de estrés, dolores de espalda, insomnio, problemas digestivos, enfermedades cardíacas, y una serie de trastornos asociados que pueden hacer que esa tensión se vuelva crónica, e incluso que llegues a pensar que es una situación normal, y culpes a la edad de todos esos males. Un músculo con tensión crónica no es capaz de recibir el oxígeno y los nutrientes que necesita, ocasionando contracturas muy dolorosas.

Los estiramientos son beneficiosos porque favorecen la alineación de las fibras musculares, la fascia, los vasos sanguíneos y los nervios. Si trabajas los músculos y estiras los tendones y ligamentos, evitarás residuos como el ácido láctico que ocasionan la fatiga muscular.

Sin embargo, el grado de flexibilidad es variable de una persona a otra, dependiendo de la genética e incluso de si se ha sometido al cuerpo a alguna actividad física regular durante años, sea o no una persona sana y en forma. Desde el punto de vista del Yoga, no buscamos generar flexibilidad extrema en el cuerpo, sino ejercitar cada articulación para conservar la amplitud de los movimientos.

Esto no significa que las posturas que realices en una sesión de Yoga deban ser perfectamente iguales a las del resto de la clase o a las fotos de los yoguis más famosos; la mayoría de ellas son beneficiosas para gran parte de los alumnos, pero su forma de ejecutarse puede variar. A medida que pasa el tiempo, tu cuerpo aprenderá a moverse con más libertad y facilidad si logras realizar estiramientos que sean adecuados para ti.

Aquí resulta clave comprender la importancia de la fascia. Cuando esta goza de buena salud, funciona como una superficie resbaladiza que ofrece a los músculos la lubricación esencial para que estos cambien de forma y, a su vez, permite que la fuerza que se genere por la concentración muscular se transmita naturalmente hacia los huesos. Si la fascia pierde sus propiedades, te ocasionará rigidez extrema y pérdida de libertad de movimiento.

Ahora bien, es normal que el tamaño de la fascia se reduzca con el paso del tiempo y que ello afecte a la amplitud de los movimientos, pero la mayor parte de la pérdida del movimiento es ocasionada por el envejecimiento. El sedentarismo limita los movimientos y también es responsable de crear acortamiento y endurecimiento de la fascia, y el problema puede verse agravado si hay alguna lesión que inmovilice alguna parte del cuerpo.

Sé consciente de que limitarás más tus movimientos no por la vejez, sino porque poco a poco vas haciendo desuso de tu cuerpo.

Si lo que buscas es conseguir más facilidad en el movimiento, te recomiendo estirar con suavidad en las posturas con la ayuda de la respiración profunda, que apoya la amplitud de movimientos, clave para alargar y ablandar la fascia; obviamente, sin dejar de lado que todo en exceso es contraproducente. A la fascia no le gustan los estiramientos excesivos o demasiado rápidos.

El entrenamiento de fuerza en cualquier actividad, como la jardinería o simplemente caminar, incrementa la energía, aumenta la resistencia, disminuye la probabilidad de caídas, mejora el equilibrio, ayuda a quemar calorías, beneficia el metabolismo, previene la osteoporosis y fomenta actividades de ocio y diversión. Es necesario que tomes en cuenta de igual forma que debes fortalecer los músculos para gozar de un estilo de vida saludable.

A cierta edad, tanto los hombres como las mujeres comienzan a perder masa muscular y ósea debido a que el tejido muscular consume muchas calorías, incluso más que la grasa, ralentizando así el metabolismo y favoreciendo el aumento de peso, pues la grasa puede reemplazar con facilidad el tejido muscular y llevarte a la obesidad.

Existe un término denominado *sobrecarga prolongada* que hace referencia al desarrollo de la masa muscular. Se cree que sobrecargar un músculo dentro de sus límites sanos ocasiona desgarres muy leves en sus fibras y el cuerpo atrae naturalmente proteínas que aumentan la masa muscular. Levantar peso y entrenar con máquinas desarrolla la fuerza.

El Yoga te ayuda a tonificar los músculos a través de sus posturas, ya que te lleva a desarrollar una fuerza equilibrada en el abdomen, la espalda y las extremidades. Con esta fuerza sujetamos nuestra columna en una postura y coordinamos nuestros impulsos para movernos con más libertad.

Aunque no es una práctica para desarrollar músculos voluminosos. El Yoga hace que tus músculos estén más tonificados gracias a la relación que tienen sus posturas con la fuerza de gravedad.

Al realizar correctamente y de forma fluida las posturas durante la práctica, se produce un aislamiento de los músculos necesarios para mantenerte alineado, tomando en cuenta que se requiere mucha fuerza para mover un músculo al mismo tiempo que otro se relaja. Siendo consciente de tu cuerpo, desarrollas al máximo la fuerza que dará lugar al pico de flexibilidad.

Al ejercer una postura, lo ideal será que lo hagas lentamente, porque al realizarla lentamente expandes tu percepción y estás más abierto a todas las sensaciones que surjan de este proceso, soltando cada músculo contraído o estirado, desarrollando una escucha sensible, absorbiéndote en un estado de presencia plena y liberando por completo la tensión muscular.

En este punto, conviene volver a tener presente que el objetivo único de la práctica del Yoga no es desarrollar la fuerza. Originalmente, el enfoque está dirigido a conseguir el equilibrio entre estiramiento y esfuerzo, centrando así tu atención en trabajar con los músculos del abdomen, el pecho y la espalda, que pueden debilitarse y producir problemas estructurales. Y, por otro lado, se le da mucho valor a la flexibilidad, llevando a algunos principiantes a trabajar en exceso la zona lumbar del cuerpo con ciertas posturas que involucran la flexión del tronco y la columna. Nuevamente, es una cuestión de encontrar nuestro punto medio (*mitahar*) a través de una escucha consciente favorecida por la respiración.

Las posturas sobre la cabeza (*sirsasana*), sobre los hombros (*sarvangasana*), la postura del arado (*halasana*) y la postura del loto (*padmasana*) pueden ser peligrosas y ocasionar lesiones graves. Las tres primeras probablemente causen compresión de las vértebras cervicales y lesiones en el cuello, y la postura del loto puede lesionarte las rodillas o lastimarte la cadera.

Parar evitar lesiones durante la práctica será fundamental que realices todas las posturas de Yoga lentamente y seas siempre consciente de tus límites.

❋ ❋ ❋

Como escuchaba en muchas ocasiones en el *ashram*: «La casa tiene que tener los cimientos sólidos, y en la postura, el alineamiento conforma nuestros cimientos». Si nuestros cimientos no son sólidos, no estamos cómodos en casa, nos sentimos inseguros en la ejecución de las posturas. Un buen alineamiento te permitirá estar «cómodo» dentro de la postura, sin pensar que el «techo» puede caerse en cualquier momento o que tiemblan las paredes.

Alinear el cuerpo, la respiración y la consciencia puede trasladarte a un lugar mágico en el interior que integrará todo tu ser, incluso en un todo mucho más grande, desvaneciendo por completo cualquier distracción que haya a tu alrededor. Si quieres descubrir aspectos sobre ti mismo, la postura va más allá de estirar las partes que tu cuerpo necesite; es una invitación a mirar dentro, a abrir el corazón desde dentro.

En la práctica del Yoga y como sencillo ejercicio para trabajar la consciencia corporal, se suele pedir a los alumnos principiantes que, estando de pie, cierren los ojos y coloquen los pies en paralelo con la cadera para enseñarles el concepto de alineamiento corporal. Parece sencillo, pero al prescindir de la vista atravesamos un desequilibrio estructural, convirtiendo el alineamiento incorrecto en algo normal y el correcto en algo extraño; las personas al abrir los ojos y mirar sus pies en este sencillo ejercicio se dan cuenta de que no están alineados.

Aunque en cada persona es diferente, el alineamiento es un elemento igual de importante para aumentar la fuerza y la flexibilidad, y gracias a ello se evitan lesiones en músculos, articulaciones y tejidos de soporte al forzar los límites de lo saludable.

Cuando mantienes una postura, los músculos permanecen contraídos para apoyar esa posición, por lo que el esfuerzo que realizan es continuo, llevando de la misma forma a los músculos pasivos a estirarse constantemente. Estirando los músculos al límite de lo saludable fomentamos la fuerza y la flexibilidad de una forma segura.

Si prestas atención a la manera en que tu cuerpo responde, descubrirás ese mundo anatómico que te conforma.

Es tan sencillo como que, si estás de pie y recibes la instrucción de presionar con firmeza la planta de los pies contra el suelo, es decir enraizarte, estarás contrayendo los músculos de las piernas y a su vez posicionando correctamente las articulaciones de la rodilla y de la parte inferior del cuerpo. Algo muy distinto a prestar atención a toda la pierna; si lo intentas, posiblemente te disperses.

Cuando el cuerpo está perfectamente enraizado al suelo en alguna postura, debes alinear la pelvis, el sacro y la cadera, considerando que, en conjunto con los músculos del abdomen, el torso y la pelvis, estos huesos conforman el centro del cuerpo. Al estabilizar tu centro, proteges la columna de lesiones que se pueden realizar con el movimiento, dándole seguridad.

En muchos casos, gran parte de las mujeres sufren de un debilitamiento marcado en los músculos de la base pélvica después de dar a luz y deben trabajarlos para conseguir mejores condiciones. Se debe aprender desde la práctica cómo refinar la sensibilidad del sistema nervioso y de esta manera fortalecer poco a poco los músculos de la pelvis. Es normal que a veces contraigas estos músculos inconscientemente. No te generes a ti mismo presión mental por este hecho, ni restrinjas la respiración. Poco a poco alinearás todo el centro de tu cuerpo.

Recuerda que no debes sacrificar el buen alineamiento por intentar profundizar en las posturas. Realizar un alineamiento incorrecto evita el estiramiento de zonas que realmente lo necesitan: por ejemplo, puedes estirar más de lo debido las zonas que ya son flexibles y trabajar más los músculos fuertes, en lugar de los más débiles.

Aceptar que el alineamiento es necesario te permitirá llevar a cabo una rutina de posturas equilibradas, plenamente conscientes, para fortalecer y estirar todo tu sistema muscular y esquelético.

Recuerda que la fuerza de gravedad es la responsable de que, en todas las posturas, alguna parte del cuerpo esté en contacto con el suelo. Esto establece los cimientos que se necesitan para alinear, estirar y fortalecer el cuerpo desde los puntos de enraizamiento –presión– y la extensión energética que se produce en la postura. La suma de ambos crea la dirección energética; son las direcciones del *prana* y hacia donde se proyecta en la postura, haciendo que la misma florezca, se abra como un loto, tenga vida y brille. Creas presencia corporal. Como en la postura, mientras tus raíces se fortalecen, te proyectas en la vida con energía y presencia.

Por esto motivo, alargar la columna va a significar crear el mayor espacio posible entre cada vértebra para que la columna se mueva con libertad durante las posturas que realices, creando una dirección energética hacia abajo y hacia arriba, permitiendo que haya más riego, sin forzarla o comprimir los discos o nervios. Al lograr mantener la flexibilidad y la dirección de la columna, las posturas de flexión o torsión serán más provechosas.

Esa torre de vértebras apiladas una sobre la otra es el diseño evolutivo de la columna que responde a la necesidad de movimiento estático o dinámico de nuestro cuerpo. Su forma de S le permite que, al correr, pueda flexionarse con facilidad, amortiguando el impacto del movimiento en los discos que protegen nuestra médula ósea. En cambio, cuando simplemente estamos de pie, giramos nuestra cabeza o movemos nuestros brazos, esa curva se suaviza, aumentando la estabilidad y la fuerza.

La mayor parte de las posturas que realizas en la práctica del Yoga se hacen bajo movimientos estáticos que implican una columna alargada, haciendo fácil las flexiones del cuerpo desde la cadera, manteniendo la espalda erguida. Por este motivo, si no alargas tu columna, vas a flexionar desde la cintura comprimiendo la parte delantera de los discos.

Al desarrollar esa fuerza desde el centro del cuerpo, puedes despertar esas zonas marginadas y olvidadas, y permitir con ello que la energía fluya con libertad en el interior. De esta manera aumentas la sensibilidad y la consciencia sobre ti mismo a través del alineamiento.

Otra cosa importante para tomar consciencia es mantener una postura correcta de los hombros y el pecho. Hay dos movimientos que te permiten colocar bien los hombros. El primer movimiento consiste en relajarlos y mantenerlos alejados de las orejas. En situaciones de estrés, la mayoría de las personas tienen una tendencia inconsciente a subir los hombros, generando una fuerte tensión en la parte superior del cuerpo. El segundo movimiento consiste en unir ambos omoplatos para que se posicionen de manera óptima en la cintura escapular, dando gran apoyo a los brazos.

Cuando aprendes estos movimientos, evitas encorvar los hombros y hundir el pecho.

El cuello debe entenderse como una extensión de la columna, alineado, haciendo las inclinaciones hacia delante o hacia atrás según corresponda e indique la postura que estás realizando, sin dejar que la cabeza caiga bruscamente para evitar lesiones en discos y vértebras cervicales. Nuestras vértebras y los músculos que están alrededor del cuello soportan aproximadamente cinco kilos.

Lo ideal en la práctica es mantener la barbilla ligeramente hacia adentro, dirigiendo la coronilla hacia arriba en línea con el cuello.

No debes bloquear las piernas y los brazos, pues sacrificarías el correcto alineamiento de la columna y te expondrías a dolores de espalda y otros problemas estructurales. Comienza con tu cuerpo bien enraizado al suelo, alargando tu columna y anclándote en tu centro, de manera que puedas conseguir el estiramiento que el cuerpo pida. Aunque hay posturas que logran un efecto de movimiento complementario, te recuerdo que debes ejecutarlas sin forzar el cuerpo ni sobrepasar el límite saludable de tus articulaciones.

Ten presente siempre los principios que has aprendido acerca del alineamiento al deshacer la postura de forma lenta y muy suave. Deja ir los movimientos bruscos o rápidos que puedan lesionarte y que reducen notablemente la percepción del cuerpo; realizar posturas de manera dinámica aumenta las probabilidades de lesión. Al ir despacio, saboreas cada movimiento, cada rincón de tu cuerpo en medio de cada respiración, del alineamiento y de las sensaciones sutiles e intensas que se van produciendo. Al mismo tiempo, la mente y su crítico interior se reducen.

En el *hatha yoga*, después de un calentamiento de secuencias clásicas, la práctica de las posturas es: hacer, mantener y deshacer.

Al ser un Yoga mucho más pausado, no tan dinámico o fluido, con paradas de respiración en la postura, te permite, como te he indicado previamente, expandir la consciencia y ser más consciente de tus movimientos, más introspectivo en relación con tu cuerpo y con tu respiración. Estás practicando desde la consciencia y no desde la mente.

Desde la observación y escucha consciente de tu cuerpo, ejecutas posturas por partes, trabajando en ellas de manera gradual y repitiendo los movimientos lentamente si es necesario, consiguiendo de esta forma un estiramiento profundo antes de lograr la postura completa. Tu cuerpo es el que te guía, fruto de la observación que le ofreces.

Por ello, resulta clave no entrar en la postura directamente sin antes aclimatarte en el estiramiento de quizá un tercio de la postura y deshacerla después lentamente; luego haces dos tercios de la postura y vuelves a deshacerla, para al final terminar consiguiéndola hacer de forma completa y saludable. Quieres ser respetuoso con tu cuerpo y de esta forma reduces el diálogo interior creado por la crítica de si estás haciendo bien la postura o no, analizando cada movimiento. La respiración el movimiento consciente y amable te permitirán reducir esa voz interior.

Al expandir la consciencia, podrás soltar cualquier deseo sobre el resultado de la postura que vas a realizar y te abrirás a percibir lo que ella te ofrece, tal como es; te abres a las sensaciones que provocan los estiramientos. Recuerda: si hay movimiento dinámico, hay mente. La consciencia está contraída, no puedes percibir.

Esforzarte demasiado en estirar por querer conseguir la postura de libro creará tensión interna, más de la que tus músculos pueden tolerar, y hará que sientas mucho dolor en el proceso, generando más tensión de la que podrás liberar. Respira profundamente y explora cada postura con intensidad, con la atención que te permita percibir sensaciones sutiles que requieran pequeños ajustes. Poco a poco, tu punto límite cambiará, hasta que puedas alcanzar una nueva amplitud de movimiento y grado de flexibilidad mayor.

Trata de evitar esa tendencia a «aguantar» por querer imitar al profesor o hacer la postura perfecta y analizar anatómicamente lo que sucede en la misma práctica, pues ello crea un estrés mental innecesario. En su lugar, mantén las posturas relajándote en la respiración, absorbiendo cada sensación; estás escuchando e intimando con tu cuerpo. Existen posturas que pueden mantenerse más tiempo que otras. El cuerpo necesita un tiempo prudente para no ver el estiramiento como una amenaza, sino como una oportunidad de nutrirse y soltarse; recuerda que mantener el estiramiento durante un minuto o más hace que puedas desarrollar fuerza y flexibilidad.

Lo mejor es mantener las posturas hasta donde seas capaz de trabajarlas durante al menos cinco respiraciones completas y no ejerciendo un sobreesfuerzo. Haz que ese proceso en el que vas a adquirir la fuerza y flexibilidad necesarias en la práctica ocurra de manera gradual.

Personas que practican Yoga con frecuencia indican que cuando logran mantener las posturas durante cinco respiraciones seguidas el esfuerzo que realizan disminuye y pueden experimentar sensaciones. Mantienen las posturas sin dolor durante más tiempo. Son uno con la postura; son la postura, no hay división. Sus mentes están calmadas y absortas en el cuerpo. Son presencia plena que no lucha ni huye del cuerpo.

Puede suceder que cuando experimentas un buen estiramiento, respirando de manera fluida, dejes salir un pequeño suspiro u otro sonido al espirar. No tienes que reprimirlo. Los sonidos pueden ser la forma en la que el cuerpo libera tensión durante la ejecución de una serie de posturas en el Yoga. Exprésate con libertad.

Por otra parte, las molestias son sensaciones amortiguadas que se presentan como resistencia a movimientos que nos hacen perder energía y nos fatigan; en cambio, el dolor es una sensación repentina intensa, aguda o punzante. Lo que sentimos ante una lesión propiamente dicha es un dolor palpitante y agudo. Todas estas sensaciones las captamos a través de las terminaciones nerviosas que componen la cápsula articular.

Liberar tensión y despejar la mente puede llevarte a experimentar sensaciones agradables o molestas; sin embargo, tolerar esas sensaciones, mientras te mueves es un aspecto positivo del Yoga, es imprescindible siempre que seas consciente de aquellas partes del cuerpo que no están del todo bien.

Al reconocer las molestias saludables, las toleras e incluso te liberas de ellas sin quedarte con la idea equivocada de que sentir dolor es correcto. Al ser capaz de distinguir el dolor y acercarte al límite de lo que puede ser molesto, podrás eliminar la tensión que en ocasiones invade tu cuerpo. Celebra cada movimiento y expresión proveniente de tu interior como una oportunidad de ofrecerte compasión.

Cuando realizas una postura determinada o un conjunto de ellas, es probable que el cuerpo te exija una pausa para recuperar el aire y aliviar la tensión que de alguna forma ocasiona presión excesiva. En lugar de pasar de una postura a otra con rapidez, como si fuera un ejercicio físico, te invito a detenerte en la postura y escuchar ese eco enérgico de tu cuerpo que pide tu plena presencia y que lleves a tus músculos a un estado de relajación en medio de la acción. Aprendes poco a poco a anclarte en la consciencia, a estar abierto a las sensaciones que recorren tu cuerpo.

Esa pausa no será un tiempo muerto en tu práctica, sino una forma de ser sensible y más consciente al responder a las necesidades de tu cuerpo, permitiéndole descanso y compensándolo al prevenir lesiones. Desarrollas consciencia de tu inteligencia corporal gracias a esa pausa, ya sea en la postura o entre postura y postura. Gracias a esto, aprenderás a escuchar a tu cuerpo en el día a día. Esa parada, fuera de la secuencia del grupo, puedes realizarla en la postura del niño (*balasana*), sentado en meditación con las piernas cruzadas (*sukasana*) o encima de los talones, en la postura del diamante (*vajrasana*) o en la postura del cadáver (*savasana*). Y al poco tiempo te reincorporas al ritmo de la clase. Permitiéndote esos espacios, exploras de forma más consciente los límites que existen en las siguientes posturas.

Para comprender la diferencia entre una práctica consciente y una mental, es muy importante que conozcas los dos tipos de límites que se producen en una postura: el límite físico y el mental. Querrás descubrir, con tacto, qué límites se hayan en la postura. Los límites son la puerta para que expandas de par en par tu consciencia y accedas, de este modo, a la sabiduría de tu cuerpo y cuides del huerto interior.

Siempre que te excedas del límite físico en la postura, el sistema nervioso enviará una señal de dolor para alertarte de algún posible daño. En el límite físico, hay una restricción corporal. Los ligamentos, los huesos, el cuerpo en general te envían señales sobre límites que no puedes sobrepasar en la postura que estás realizando. Estás restringido por el cuerpo físico. Puede ser por una estructura ósea específica o por alguna lesión que hayas tenido, o puede ser por alguna debilidad en los músculos. Este límite es anatómico y único en cada persona.

No hay nada malo en tener límites físicos, es nuestro cuerpo. Obviamente, si no has alcanzado el límite en la postura, el estiramiento no será tan satisfactorio ni logrará liberar las tensiones acumuladas. La clave para descubrir el límite físico en cada postura es aproximarse a él de forma lenta, pausada, permitiendo que la mente esté más tranquila y la consciencia más despierta. De esta forma hay un acercamiento compasivo hacia el cuerpo. Cuando practicas así, notas cómo de forma natural los ojos se cierran porque estás anclado en

la consciencia, ves desde los «ojos» de la contemplación; es meditación en movimiento.

También la mente puede crear límites en las posturas: límite
mental. Ser consciente de este segundo tipo de límite permite soltar
bloqueos que puedan frenar tu evolución como persona, tal como
veremos más adelante. Cada postura puede despertar un límite
mental, y ser consciente de estos límites es una oportunidad de
cambio. Por ejemplo, la postura del camello (*ustrasana*): imagina
que te lesionaste en el cuello, fuiste al médico y tuviste un rango de
movimiento muy limitado durante un tiempo. El profesor de Yoga
te pide que empieces a relajarte en la extensión del cuello, pero tus
músculos están tensos a su alrededor. En este caso, has alcanzado
tu límite mental. Aquí el límite tiene como base el miedo. Miedo a
hacerte daño, aunque el cuello está perfectamente curado de la lesión.

Otro ejemplo es la postura del bastón de cuatro extremidades
(*chaturanga*), pero con las rodillas en el suelo. Imagina que regu-
larmente haces la postura con las rodillas alejadas del suelo; ahí
empieza un límite mental. De alguna forma eres incapaz de hacer la
postura gradualmente tal como el profesor te ha indicado. El límite
en este caso está influenciado por condicionamientos pasados, refe-
rencias de fotografías de revistas de Yoga o redes sociales.

También un límite mental puede estar influenciado por algo que
te pasó en la infancia. Por ejemplo: imagina una alumna practicando
Yoga, de pequeña su maestra le dijo que era la peor de la clase haciendo baile. Ella lloró. Como niña se sintió contraída y, hoy en día,
ya de adulta, estando en clase, cada vez que se acerca la profesora
y le ajusta la postura, su cuerpo reacciona como cuando era niña,
se tensa y se contrae. Si eres consciente de estos límites mentales,
tu esterilla se convierte en un espacio de integración personal para

sanar el pasado e impulsarte hacia el futuro. Esto es practicar con consciencia. Y, en esencia, es Yoga.

El profesor de Yoga no puede saber las sutilezas de los múltiples límites de sus alumnos, pero tú sí puedes ser consciente de tus propios límites en cada postura. Viendo la ola de lesiones que se han producido en prácticas de «Yoga» (en muchos casos lesiones irreversibles) por hacer las posturas de forma muy dinámica, rápida, muy mental o haciendo comparaciones de cualquier tipo, resulta evidente que es imprescindible que practiques desde la consciencia, con responsabilidad hacia tu cuerpo y teniendo en cuenta tus límites físicos y mentales.

El *raja yoga* plantea unas claves para que las puedas integrar en tu práctica de *hatha yoga* y realices las posturas de forma consciente, en escucha y presencia plena, una vez que hayas integrado los fundamentos de alineación de la postura. De esta forma evitas una práctica mental y analítica dirigida a un ideal de perfección, que crea exigencia, crítica interna y, por consiguiente, estrés y tensión innecesaria, alejándose del verdadero propósito del Yoga:

- *Tu esterilla es un laboratorio*: las posturas son formas para acercarte a tu cuerpo, para practicar la relajación en los límites físico y mental.
- *Respira*: cuando respiras, eres más consciente de tus límites en la postura. La respiración es clave para calmar la mente y expandir la consciencia.
- *Movimientos lentos*: entras en la postura muy pausadamente. Puede incluso, y dependiendo de la postura, que tus ojos de forma natural se cierren parcialmente o por completo, y que los «ojos» de la consciencia se abran más. Te aproximas al lí-

mite de forma lenta. Moviéndote despacio eres consciente del límite, respiras de manera más pausada y empiezas a observar cómo se manifiesta el límite, ya sea físico o mental/emocional. Entrar en cualquier postura de forma rápida puede ser muy peligroso. Cuanta mayor lentitud, más consciencia, y cuanta mayor rapidez, más mente y peligro de lesionarse. Encuentra el punto medio.

• *Sigue el alineamiento y sus direcciones energéticas*: realiza las posturas con una apropiada alineación, alarga la columna y percibe las direcciones energéticas desde donde se proyecta la postura. Ser consciente de la dirección energética te permite ser más consciente también de tus límites. La postura, de esta forma, tiene presencia, la consciencia se expande por todo el cuerpo y la energía lo abraza por completo.

• *Aproxímate a los límites físico y mental*: sé consciente de estar en el límite físico o en el límite mental en la postura, pero despacio. Puedes retroceder un poco en la postura si se produce mucha intensidad. Recuerda: no hay nada que puedas hacer incorrecto. Respira, y vuelves al explorar el límite. Quizá tu cuerpo te pida retroceder solo un poco para luego volver o salir por completo de la postura y descansar en una pausa de integración. Siempre escucha tu cuerpo, antes de seguir cualquier indicación del profesor, que quizá te diga justo lo contrario a lo que te invita a hacer la inteligencia de tu cuerpo. Si no lo escuchas, fuerzas la postura, la haces desde la mente, y al haber tensión se produce la lesión. Una vez que hayas utilizado la respiración y las otras claves para que tu práctica esté anclada en la consciencia, puedes salir de la postura. Has aprendido a relajarte en medio de la tendencia a contraerte.

La pregunta que puedes llegar a hacerte es: ¿cómo sé si he sobre-pasado el límite? Los dos indicadores son: cuando se produce una lucha o resistencia natural al límite o cuando deseas abandonar la postura y hay huida. En lugar de aprender a relajarnos en el límite, si lo sobrepasamos, luchamos con él y nuestra respiración se acele-ra: «Mantengo la postura sí o sí el tiempo que el profesor indique, y también porque todos en la clase están manteniendo la postura» o bien: «Me salgo de la postura porque es muy difícil»; en este último caso, huimos de la postura.

La tendencia natural de lucha/huida en la postura es una reacción del sistema nervioso simpático, donde podemos percibir que la respi-ración se acelera. Si aprendes a escuchar a tu cuerpo, a aproximarte con amabilidad al límite, al notar que tu respiración se altera, lleva-rás tu consciencia hacia ella, permitiendo que el sistema nervioso parasimpático haga su trabajo de integración. En ese momento tu respiración empezará a calmarse.

Ser consciente del cambio en tu respiración, como indicador de la rama simpática, es tomar consciencia. De esta forma no estás re-accionando, y es una oportunidad perfecta para relajarte en el límite al tomar consciencia de la respiración (la rama parasimpática). De nuevo tu respiración cambiará, será más calmada. Y de ese modo crearás un creciente equilibrio biológico (homeostasis).

Otro indicador es cuando también percibes que tus músculos están contraídos en la postura, lo que quiere decir que has sobre-pasado tu límite. Relaja el rostro y notarás como tu consciencia se expande por todo el cuerpo, está surfeando la cresta de la ola de la postura. Si has pasado tu límite mental, lo más probable es que la mente esté alterada.

Simplemente retrocede un poco en la postura, toma consciencia de la respiración, relaja tensiones acumuladas y vuelve a aproximarte de forma lenta y consciente. Tienes de nuevo la oportunidad de relajarte y gestionar las contracciones o tensiones.

Aunque practiques durante años, habrá momentos en los que sobrepasarás tus límites en la esterilla, y lo mismo te ocurrirá en los momentos límite que la vida te pondrá. Hay días que nuestra mente está alterada, preocupada y, al no prestar atención, sobrepasamos los límites con nosotros mismos y con los demás. Eres humano. Pero ocurrirá menos si aprendes a cuidarte en la esterilla desde la atención consciente, a ser respetuoso contigo mismo y con tus límites. De esta forma, como en muchas ocasiones escuchaba durante mi práctica, «Pasas de pensar y hacer la postura, a sentir y ser la postura».

Mi práctica cambió por completo de una forma más mental, en la que quería hacer todo tipo de posturas y rápido, a una forma más consciente, donde solo deseaba profundizar en algunas pocas posturas. Siendo consciente de mis límites, empecé a tomar consciencia de las muchas sutilezas de mi cuerpo que antes era imposible que descubriera. Comencé a practicar *asanas* de forma meditativa, con más silencio y con compasión por todo mi ser. Para mi sorpresa, mi vida empezó a ser guiada por la sabiduría de mi cuerpo, aprendí a escucharlo, a estar con él y a reconocer sus límites. Aprendí a no sobrepasarme ni a quedarme corto, a no excederme en el día a día ni a renunciar a la vida.

Para mí este es uno de los más grandes secretos de la práctica de Yoga: descubrir los límites en las posturas te da acceso a una vida en equilibrio. Tus límites te abren la posibilidad de pasar de un Yoga mental a un Yoga consciente, sea cual sea el estilo de Yoga que practiques. Justo en el límite, la consciencia se desarrolla.

Cuando recibí de mi maestro esta enseñanza sobre los límites, no pude sino estar profundamente agradecido desde mi corazón.

El cambio que vi en mi vida era el reflejo del cambio de mi práctica. Espero que también tú veas cambios en la tuya.

Tiempo más tarde, cuando empecé como profesor de Yoga a enseñar este enfoque más consciente, más meditativo en relación con las *asanas*, los alumnos y alumnas lo recibieron y reciben con asombro y sorpresa, pero, luego, también con agradecimiento. Esas son algunas de las principales claves con base a la filosofía tántrica de la práctica de *hatha yoga* para aprender a vivir conscientemente en el mundo. Saber reconocer el punto medio en cada momento de la vida es aprender a reconocer en tu cuerpo sus límites. Y el mundo eres tú. Cuando mis alumnos empiezan a practicar las posturas desde la consciencia, algo se desbloquea y se libera desde el interior. Una puerta interior se abre. Como siempre digo en clase: «Ser el límite del límite en la postura es ser el alma de la postura».

Justo en ese preciso momento te conviertes en Rama (la consciencia) invocando a Hanuman (la respiración), para volar por las tierras más lejanas de tu cuerpo.

3. Consciencia del *prana* y de las sensaciones

Según la tradición filosófica del Yoga, el ser humano es como una lámpara de aceite de cristal y tiene cinco cristales cubriendo su luz, de diferente color y densidad. Dado que la luz de la vela brilla a través de los cristales, su color y características cambian progresivamente. Es como si fuera una coloración menos pura. Por un lado, los cristales aportan la belleza individual de cada lámpara, pero al mismo tiempo oscurecen u opacan la luz pura.

Las prácticas de Yoga tienen dos objetivos: *purificar* los cristales y ser la *luz*. Consiste en ir interiorizando más y más a través de cada una de estas capas, a fin de experimentar la pureza y simultáneamente permitir que esa pureza cobre vida por medio de una vida consciente y libre de adicciones, no guiada por pautas no sanas. Estos cinco niveles se llaman *koshas*, cuyo significado literal es «envolturas» o «capas». Estas son: capa física (*annamaya kosha*); capa energética (*pranamaya kosha*); capa mental (*manomaya kosha*); capa intelectual y sabia (*vijnanamaya kosha*), y la capa de la dicha y el gozo (*anandamaya kosha*), también conocido en el linaje que fui entrenado como *prana* espiritual. Y, más allá de los *koshas* tenemos el ser (*atman*). Poéticamente el *prana* es la luz hecha líquida, *atman* manifestándose por «los» cuerpos, por eso Sita siempre sabe volver a casa, a Rama.

A modo de ejemplo, la fascia en nuestro cuerpo puede comprenderse de formas distintas, pero, desde la visión holística del Yoga, si se produce un impacto traumático en una zona, la fascia se encarga de amortiguarlo repartiéndolo por el resto del cuerpo, como las ondas que deja una piedra lanzada al agua. Cuando sufrimos algún tipo de tensión, la fascia se contrae y se endurece. Las tensiones que se retienen en la fascia no son solo físicas.

Todo síntoma físico tiene una repercusión emocional y mental, y viceversa. Por ello, cuando la fascia está sana, es flexible y maleable, e influye en un mayor equilibrio emocional, mental e espiritual. Y, por ello también, cultivar nuestras capas más profundas ablanda la fascia, nos abrimos más, hay menos nudos energéticos. Trabajar la fascia desde lo físico hace que temporalmente se ablande, pero luego volverá a su estado previo al haber una memoria kármica más profunda, que exploraremos más adelante. Al liberar los endurecimientos y bloqueos en la fascia, el cuerpo pasa a tener más *prana*.

Las zonas de nuestro cuerpo que mantenemos en tensión crónica se convierten en zonas sobre las que perdemos sensibilidad, dejamos de percibirlas y no somos conscientes de la tensión que existe hasta que esta se agrava y se manifiesta el dolor.

En nuestro mundo de estrés y tensiones emocionales crónicas la visión holística del Yoga a través de los *koshas* hará que nuestra práctica sea más consciente al vincular los distintos cuerpos y ver cómo están estrechamente interconectados.

La palabra *prana* proviene del sánscrito que significa energía primaria, energía vital, fuerza vital o simplemente respiración. Es la energía de las capacidades biológicas, mentales y emocionales que nos caracterizan, manifestándose en un nivel espiritual y orgánico, pero comportándose de manera distinta en cada caso. Según el Yoga, nuestro espíritu irradia *prana* espiritual impulsando con vitalidad al cuerpo y la mente. El *prana* biológico invade nuestro sistema cuando respiramos, comemos y bebemos. Cuando tu *prana* fluye en abundancia, eres capaz de afrontar la vida como un reto constante sin agobiarte, alimentando sentimientos de seguridad, felicidad, gozo y satisfacción que te hacen más receptivo a las emociones.

Podemos ver esta energía como un ciclo que se inicia cuando el *prana* espiritual activa nuestro proceso respiratorio, haciendo que entre más de su energía a los canales que actúan como cuerpo sutil, también conocido como cuerpo energético o cuerpo pránico. Ayudando en el correcto funcionamiento mental y corporal, que se refleja en la forma como funciona el sistema nervioso involuntario que da lugar a la estabilidad del organismo. Es esta energía la que hace que tu corazón lata, que sientas hambre, sed, que bosteces si tienes sueño, que tengas necesidad de levantarte si llevas mucho tiempo sentado o si estás cansado de sentarte. Es una fuerza invisible y al mismo tiempo da vida a ese microcosmo del cuerpo humano para llevar a cabo las diferentes actividades diarias.

El *prana* es la representación misma de la vida. Lo percibimos en las estrellas y a través de la respiración de nuestro cuerpo. Puedes verlo en cada fruta, cada árbol, a través del agua o la vegetación; puedes verlo en el amor de las personas, a través de la música. Puedes verlo si desarrollas sensibilidad a través del cuerpo.

Otras culturas utilizan otros nombres para hablar de la misma energía: *chi* según los chinos, *ki* según los japoneses, *psique* según los griegos, *spiritus* según los romanos, *maná* según los polinesios, *orenda* y *wakan* según los americanos, *ashé* según los africanos, *ruach* según los hebreos.

Aunque los términos son diferentes, los métodos que utilizan estas culturas tradicionales para la sanación tienen un mismo enfoque y tratan el desbloqueo de la fuerza vital. Si esta fuerza está bloqueada, emplean tratamientos como la acupuntura, forma no invasiva para que esas tensiones acumuladas se deshagan y la energía fluya de nuevo con libertad.

Muchas son las terapias y tratamientos puestos en práctica en los últimos años que intentan explicar la existencia del *prana*, tal como el Yoga.

Todos estos medios alternativos predican un mismo principio, y es que nuestro cuerpo es manejado por una fuerza innata o campo bioenergético que le da la inteligencia al cuerpo, porque se dice que el *prana* tiene inteligencia, sabe actuar con orden al ser el mismo impulso de todo el cosmos.

A modo de ejemplo, cuando te rompes un hueso, en realidad no es el médico quien cura la lesión, sí es quien crea las circunstancias para que la inteligencia pránica a través del cuerpo haga la sanación y vuelvan a unificarse las partes que estaban fracturadas.

Del mismo modo, podríamos decir que las posturas crean una circunstancia para que el *prana* pueda circular más libremente, y vaya a aquella zona del cuerpo que necesite revitalizarse. Una forma fácil de detectar y ser consciente de la movilización del *prana* en la práctica es sintiéndolo como cosquilleo, como calor o como una vibración suave y agradable.

En la actualidad, muchas son las opiniones científicas que se implican en la verdad de esta energía. La medicina integrativa explica que el concepto de seres vivos permanece adaptado en el pensamiento humano aun por encima del rechazo de la ciencia, considerando que la creencia sobre la existencia de una fuerza vital es primitiva. Y se da por hecho la existencia de tal energía en muchas tradiciones del mundo y de que dicha energía se puede mover a través del cuerpo e incluso se puede transferir a otras personas a través de las manos.

Varias instituciones de Estados Unidos proponen que el *prana* es el libre flujo de información que se transmite por medio de bases bioquímicas del cuerpo para expresar nuestras emociones; pudiendo experimentar esa energía misteriosa liberando los bloqueos emocionales a través del contacto físico.

Todos tenemos el potencial de percibir la energía del cuerpo sutil, pero siempre de forma distinta. Quizá al principio puedas ser un poco escéptico ante el hecho de creer que existe esta energía llamada *prana*; sin embargo, poco a poco vivirás experiencias tan personales que no podrás resistirte a sentirla plenamente. Aunque en el Yoga puedes hacerte más sensible a esta energía vital, pocos individuos tienen la sabiduría para percibir que ese flujo energético recorre sus cuerpos o el cuerpo de los demás.

De todas formas, tampoco es un requisito sentir esa energía para profundizar en la práctica y convertirte en un buen practicante de Yoga. Pero si empiezas realmente a practicar desde la consciencia, accedes a la sabiduría del cuerpo, y el *prana* está en el centro de esa sabiduría.

La visión de los antiguos maestros de Yoga acerca de lo que es el cuerpo sutil puede ser subjetiva, pero corresponde de forma muy coherente, y así me lo enseñaron, a como se describe el sistema nervioso en la actualidad.

El equilibrio de tu cuerpo se mantiene mediante el proceso llamado homeostasis a través de la interacción del poder de equilibrio de los sistemas nerviosos simpático y parasimpático autónomo. Estas funciones restauradoras de equilibrio involuntarias, según el Yoga, se llevan a cabo por la inteligencia del cuerpo pránico. Este cuerpo energético lleva a cabo sus funciones vitales involuntariamente; y nuestros hábitos inconscientes preprogramados usan esta misma energía.

El Yoga prioriza la importancia del cuerpo sutil porque durante la práctica puedes lograr intensificar y optimizar el funcionamiento de tus sistemas orgánicos, promoviendo los procesos de transformación que puedes experimentar, ya sean físicos, mentales o emocionales. A su vez, en el estado de bienestar, el *prana* se realimenta y te llena de vitalidad.

Para comprender el funcionamiento del *prana*, es bueno que tengas un mapa del cuerpo sutil que te ayudará en la práctica profundizando tu experiencia a través del cuerpo.

El cuerpo sutil en general se compone de tres canales de energía ramificados de forma parecida a como se ramifica el sistema nervioso llamados *nadis*; aproximadamente 72.000 ramas menores y 350.000 ramas minúsculas, que denotan nuestro grado de consciencia cuando no bloqueamos el flujo natural de energía en nuestro interior. Es decir, cuanto más flujo pránico, más consciencia, y cuanto menos flujo pránico, menos consciencia. Estos tres canales son: canal central (*sushumna nadi*), que se inicia en el perineo y va hasta la coronilla, atravesando la columna vertebral; canal solar (*pingala nadi*), paralelo a la columna y ubicado a su derecha, y canal lunar (*ida nadi*), paralelo a la columna y ubicado a su izquierda.

Los canales solar y lunar conectan, según el Yoga, las fosas nasales con el bulbo (*kanda*), que se encuentra debajo del ombligo en forma de huevo y es el origen de todos los canales energéticos. Al respirar, el oxígeno atraviesa las fosas nasales cargando de energía tu cuerpo sutil, sobre todo en aquellas partes donde no haya obstrucción de energía condensada.

Durante una sesión de Yoga tu consciencia puede verse alterada, haciendo que el flujo energético que recorre tu interior también altere la manera en la que tu sistema nervioso trabaja.

Es decir, el canal solar se relacionará con la parte simpática del sistema nervioso, llevándote a la acción; mientras que el canal lunar se relacionará con la parte parasimpática. Cuando ambas actúan conjuntamente, logras concentrarte más porque el *prana* está fluyendo con naturalidad e inteligencia a través del canal central, vinculado a estados de consciencia más meditativos. Trabajando las dos corrientes energéticas, solar y lunar, creas una situación para alcanzar una mayor internalización. Esa es la belleza de las posturas, que crean esa situación de integración de la polaridad energética y de esta forma *riegas* las raíces del cuerpo. Te llenas de vitalidad.

Técnicas sencillas como los movimientos pendulares y los estiramientos laterales dan lugar a una mayor movilización del *prana*. También por estos motivos en la práctica de las posturas hay muchas torsiones, como ocurre en las posturas de la media torsión sentado (*ardha matsyendrasana*) o en la postura del triángulo girado (*parivrtta trikonasana*), que son solo algunos ejemplos de posturas que te permiten más fluidez del *prana,* y de este modo tu consciencia se expande más en la práctica.

Vamos a comprender mejor qué significa *chakra*. La red de canales de energía –*nadis* o cuerpo sutil– se compone a su vez por varios *chakras*, centros de energía, que expresan un torbellino luminoso de energía o *prana.*

El término *chakra* significa «rueda» y se encuentran en partes del cuerpo sutil donde convergen muchos canales energéticos.

Se conocen siete centros, que se disponen a lo largo de la columna de forma vertical, pero también se hallan en centros menores de manos y pies; vibran a velocidades diferentes, tienen colores distintos y también mucha influencia sobre los nervios, las glándulas y los órganos, aportando cualidades psicológicas importantísimas como: placer y deseo sexual, instinto de supervivencia, miedo, empatía, amor, ira, poder, intuición y sabiduría.

El primero, *muladhara chakra*, controla la energía sexual; es la base de la envoltura anatómica. El segundo, *swadhishtana chakra*, controla y manipula nuestros deseos mundanos. El tercero, *manipuraka chakra*, proporciona calma y tranquilidad; es la zona donde residen nuestras sensaciones de miedo. El cuarto, *anahata chakra*, da lugar a la compasión y el conocimiento. El quinto, *vishuddi chakra*, es el centro de la consciencia intelectual. El sexto, *ajna chakra*, da lugar a la humanidad y la espiritualidad, influyendo en los sentimientos de orgullo y deseo. El séptimo, *sahasrara chakra*, es donde se desarrolla el conocimiento intuitivo, permitiendo que quien lo busca consiga la libertad.

A través de la práctica creas un aumento en el flujo de estos centros energéticos. El *prana* fluye de manera diferente en todos los cuerpos, pero puede bloquearse por diversas causas; por ejemplo, puede verse obstruido por los *granthis*, tres marañas de centros energéticos enredados a nivel del abdomen, la garganta y la cabeza, como si fueran una bola de pelos acumulados en un desagüe, que enlentecen el flujo energético y provocan que acumulemos impurezas y otros tipos de desechos que dañan nuestros tejidos. Del mismo modo, el *prana* puede ser bloqueado en varios puntos del cuerpo que se conocen como *marmans*.

Otro tipo de energía a desarrollar es la *kundalini shakti*, una reserva energética muy primaria, representada con el símbolo de una serpiente enroscada dormida en la base de la columna vertebral;

se dice que confiere poderes psíquicos al yogui y lo libera del ciclo de nacimiento y muerte.

La *kundalini* y el *prana* no son iguales. La energía vital del cuerpo sutil que fluye por medio de los canales menores del sistema nervioso autónomo y nervios periféricos es el *prana*. Ahora, cuando esta energía viaja por el canal central, es decir, la médula espinal, se conoce como *kundalini* y ejerce una gran fuerza sobre la consciencia, provocando su expansión.

Las prácticas de Yoga están diseñadas para que el *prana* fluya con libertad a través del cuerpo sutil, logrando que, al ser constante en tu práctica, puedas desbloquear lentamente otros canales energéticos que abrirán con el tiempo el canal central, dejando fluir a través de él una cantidad manejable de *kundalini*.

La práctica del Yoga *kundalini* generalmente está hecha para personas que trabajan un estilo de vida muy hermético. Aquí encuentras técnicas intensas y sutiles como el *kriya yoga pranayama*, que permiten con rapidez que el *prana* fluya con libertad, fundiéndolo en el centro del cuerpo gracias a su fuerza.

En este tipo de Yoga, el canal central se abre completamente y deja que mucha energía fluya a través de él hasta la coronilla, purificándote y haciendo que todos y cada uno de los *chakras* que lo componen florezcan plenamente, cambiando tu percepción y tu estado de consciencia.

Ahora bien, el objetivo del *pranayama*, ejercicios de respiración para la gestión del *prana*, abarca un conjunto de técnicas respiratorias que mejoran la captación del oxígeno y la eliminación del dióxido de carbono, incrementan la energía vital y limpian los canales energéticos. El *pranayama* actuaría como una bomba que llenaría tu sistema de *prana*.

En *pranayama*, si no prestas atención, cuando la respiración es profunda, los músculos se pueden tensar y causar rigidez en el rostro, llevándote a comprimir el pecho y a aplicar una fuerza externa mayor al liberar la respiración.

Durante el *pranayama*, el cerebro controla detenidamente la suavidad del flujo respiratorio; cada inhalación y exhalación que conforman el ciclo respiratorio deben hacerse con consciencia, evitando perder la estabilidad y la concentración, sin esforzarte demasiado.

Respirar con consciencia significa que los lugares incluso más recónditos de tus pulmones pueden disfrutar del oxígeno que inhalas, haciendo que cada fibra, célula y molécula del cuerpo absorba el *prana* que fluye en tu interior, y permitiendo que los órganos respiratorios se expandan gradualmente.

Al espirar, le damos a las células que captan el oxígeno un tiempo prudente para absorber de nuevo esa energía residual producto de la liberación de la respiración, calmando la mente y dando lugar a la estabilidad emocional gracias a la utilización plena de nuestra energía.

La técnica respiratoria de purificación (*nadi shodhana pranayama*) y la respiración alterna (*anuloma viloma pranayama*) son técnicas de *pranayama* que te ayudan a restablecer el equilibrio respiratorio, el buen flujo energético y el óptimo funcionamiento de los hemisferios cerebrales. Ya que nuestro hemisferio derecho está vinculado al canal lunar (*ida*) y nuestro hemisferio izquierdo al canal solar (*pingala*), respirar de forma equilibrada por ambas fosas nasales es clave para ser más consciente en el día a día y vivir más anclado en el presente.

Como hemos dicho previamente, en las prácticas del Yoga nace la idea de que cuando respiramos a través de la fosa nasal derecha estamos dejando que fluya el *prana* por el canal solar, activando a su vez el sistema nervioso simpático; y cuando respiramos por la fosa nasal izquierda, estamos dejando que el *prana* fluya por el canal lunar, activando el sistema nervioso parasimpático.

Entre otras prácticas respiratorias de purificación (*kriyas*) más conocidas, encontramos la técnica de *kapalabhati pranayama*, que significa «respiración energizante» o «purificación energética», eficaz para refrescar y vigorizar los pulmones y el diafragma, oxigenar la sangre y eliminar las impurezas a través de la espiración, antes o después de la sesión de Yoga.

A través de la respiración, no solo estás conectado a las funciones que dan vida dentro de tu cuerpo, sino que estás más presente ante el mundo ecológico externo, a través del cual recibes la energía que sustenta la vida de *prana*. Empiezas a sentirte más presente en tu cuerpo y más conectado con tu entorno.

La respiración te conecta con la energía pránica, no solo con aquella que fluye a través de tu cuerpo sutil, sino con aquella, la misma en esencia, que sostiene la existencia planetaria, el equilibrio de la Tierra y la evolución de la vida dentro de ella. Por eso llamamos Madre Tierra a la Tierra. Y por eso, cuanto más te haces consciente de tu energía pránica durante la práctica, más conectado te sientes con el planeta.

❀ ❀ ❀

Cuando practicaba en los *ashrams* de California y de la India, en muchas ocasiones se recalcaba una y otra vez que el *prana* está en el centro de nuestra práctica. Se repetía como un mantra esta frase: «Todo tiene que ver con el *prana*».

También se enseña que el *prana* es la consciencia hecha visible, y que se manifiesta en el cuerpo a través de las sensaciones. Las sensaciones tienen que ver más con el cuerpo que con la mente; las posturas te enseñan cómo dirigir tu atención hacia la sensación que puedes llegar a experimentar. No significa que vas a relacionar las sensaciones con acontecimientos pasados o que busques analizar de dónde viene esta sensación o por qué la tienes. El Yoga te enseña a no interpretar la experiencia, sino a estar con ella, con la *ola de sensación* que se produce a raíz de la práctica.

Las sensaciones resultan imprescindibles para que el cerebelo y el tronco encefálico nos transmitan seguridad y sentido de supervivencia. Son experiencias físicas en un cuerpo provisto de cinco sentidos. Nuestras sensaciones diferencian fácilmente la tensión de la relajación, la pesadez de la ligereza.

Aprender a estar con las sensaciones es aprender a estar con la sabiduría de tu cuerpo.

Al aprender a estar con la sensación que recorre el cuerpo en la postura, sentirás su fluir energético con plenitud sin evitarla, aun cuando puedan aparecer ciertos pensamientos o acontecimientos que profundicen el proceso. Solo hay que permanecer sumergido en la sensación que experimenta nuestro cuerpo, para que la ola de sensación suba y llegue a romper, sin importar que ese contenido mental que ronda nuestra cabeza tenga significado.

Durante la práctica, simplemente mantente abierto a cada sensación que experimente tu cuerpo a causa de la forma en que respiras o cuando haces algunas posturas o entras en un proceso de relajación. Cuando decides permanecer en la ola de sensación, en realidad estás expresando tus emociones profundas atrapadas en el cuerpo, y con la práctica se convierte en algo habitual que simplemente nace del cuerpo sin darte cuenta.

Quizá una pequeña ola de sensación, al principio, pueda ser imperceptible para ti, pero si logras estar receptivo, consciente al hacerte sensible ante toda experiencia, podrás disfrutar los sentimientos que afloran de tu interior, simples o profundos, pero necesarios. Si en ocasiones la ola de sensación es tan grande que necesitas hacer una parada –como mencioné al hablar de tu límite físico y mental–, ya bien en la postura del niño (*balasana*), sentado en meditación con las piernas cruzadas (*sukhasana*) o encima de los talones, en la postura del diamante (*vajrasana*) o en la postura del cadáver (*savasana*), permitirás que pase la ola y al poco tiempo podrás reincorporarte al ritmo de la clase. Estás respetando el fluir de tu cuerpo, surfeas lo que toca surfear, no deseas que sea diferente o que no haya olas de sensación.

En cada sesión, cuando estés ejecutando las posturas, es recomendable que primero trates de identificar cuáles son las partes o zonas de tu cuerpo donde se producen más sensaciones y dirijas tu flujo respiratorio hacia ellas, considerando que la forma en que respiras se relaciona directamente con la forma en la que expresas esa sensación. Están íntimamente conectadas. Entonces, si bloquearas cualquiera de esos sentimientos, estarías entorpeciendo tu respiración a través del músculo diafragmático y, por lo tanto, no fluiría libremente. Dejarle espacio a tu respiración abre una puerta a tu interior. Permites que la sensación se manifieste, no la bloqueas.

Observa cuáles son las zonas o partes de tu cuerpo que están tensas y han inhibido las sensaciones que fluyen dentro de ti; mantén tu postura, practica una respiración profunda, lleva a cabo ejercicios de relajación en zonas rígidas como la cara, los hombros, el abdomen o el diafragma, y así podrás liberar «olas atrapadas», quizá, durante años.

Liberar nuestras sensaciones del cuerpo nace de la experiencia. Cuando somos capaces de reconocer conscientemente lo que el cuerpo expresa, las sensaciones que fluyen en nuestro interior tomarán más forma. Identifica también qué posturas tiendes a evitar o cuáles producen en ti sensaciones intensas. Justo en esas posturas tienes la llave para una gran transformación. La diferencia ahora es que eres consciente. Sin comprensión de la práctica, hacemos una práctica guiada por nuestro inconsciente, evasiva o condicionada por una idea de cómo hacer la práctica. Alejados del cuerpo, aunque estemos practicando con el cuerpo.

Es posible que en las posturas ciertos pensamientos quieran apoderarse de ti; permíteles que sean, y así como llegaron se marcharán. Importa realmente la concentración. Interioriza lo que está pasando en ese momento, no bloquees la tensión que se genere. Cuando la ola energética de sensación pase y se rompa, aumentará el flujo de energía en ti, tendrás un baño de vitalidad, de *prana*, y la consciencia estará cada vez más anclada en el presente.

No evites nunca ninguna sensación que emerja de tu cuerpo con espontaneidad; no las rechaces. Si tienes la necesidad de aflorar sonidos o movimientos sutiles, adelante, concéntrate activamente y vive la mejor experiencia. En tu interior, la energía que fluye es mágica, ábrete a ella y exprésala.

Una vez que la ola de sensación se haya roto, debes regresar de la postura con lentitud, moviéndote suavemente y asimilando la experiencia. En este momento vivirás la sensación de desaparecer en un estado de consciencia tan puro que podrás conectarte con muchas cosas más allá de lo observable. La ola está disolviéndose poco a poco, y justo ahí empiezan a cultivarse nuevas semillas de intención (*sankalpas*) en el cuerpo, gracias a los momentos de comprensión absoluta, conocimiento intuitivo sin esfuerzo alguno. Al haber sido completamente disuelta la ola, te mantienes presente y firme ante la mente crítica que quiera hacerte dudar o renegar de la experiencia que estás viviendo.

Comprende que, indistintamente de cuáles sean las sensaciones que afloren en la postura, siempre hay un motivo para su existencia. Incluso pasa con las emociones reprimidas; pasó por algo y era necesario. Hay posturas de Yoga que levantan oleajes. Cuando esto ocurre, tomamos consciencia de las sensaciones de incomodidad que surgen durante la práctica, no necesariamente hasta el punto del dolor. Les damos la bienvenida. Luego, si es necesario, hacemos microajustes con nuestro cuerpo para reducir la incomodidad, pero lo hacemos conscientemente, con consciencia de momento a momento mientras nos movemos.

Está en tus manos ser la consciencia para verte a ti mismo al final del túnel y comprender muchas cosas que en su momento te generaron tanta incomodidad física.

Es como cuando, justo antes de entrar en el agua, tenemos miedo. Pensamos en muchas cosas. Al entrar y abandonarnos al gusto o al disgusto, nos dejamos sostener por el agua; si fuerzas, te hundes; si nadas, te hundes; sueltas tu necesidad de hacer algo, simplemente eres la postura con las olas como vengan.

Y en ese momento es cuando aprendes que relajarte es la mejor forma de llegar a la meditación, estando presente y siendo consciente de tus olas de sensación. Las observas, estando con ellas.

Con base a este conocimiento yóguico, al culminar una clase podrás lograr un estado de relajación de forma natural a través de varias técnicas guiadas durante unos diez o quince minutos, tanto al principio de la clase como al final de la misma. Para aflorar la mayor paz en ti, la relajación es clave.

Y clave, con la respiración diafragmática, es estimular el diafragma que está ligado al nervio vago y de esta forma se activa
el sistema nervioso parasimpático, encargado de relajar el cuerpo,
ofreciendo más equilibrio, más consciencia a la hora de practicar
las posturas. El nervio vago es el nervio neumogástrico, el décimo
nervio cerebral, el más largo de su clase. Empieza en la caja cra-
neal, originándose en la médula en una parte del tronco encefálico,
que está localizado en la parte posterior inferior del cerebro y des-
ciende por el cuello y el tórax hasta llegar al abdomen.

En el Yoga es llamado el «nervio de la compasión», porque cuando está activo, ayuda a crear más «vibraciones de amor» (*spanda*),
que sentimos como calor en nuestro pecho (*anahata chakra*), cuando,
por ejemplo, nos dan un abrazo, nos conmueve algo o al salir de la
postura del camello (*ustrasana*), entre otras posturas. Es la vibración
de la consciencia pura, del dios Shiva, que actúa a través de Hanuman, la respiración. También otra clave para mejorar el tono vagal
es relajar los ojos con el peso de un saquito relleno de semillas de
lino y flor de lavanda.

Al relajarnos, nuestro sistema nervioso trabaja mucho mejor,
restableciendo la armonía y evitando que nuestro bienestar se vea
afectado. Relajarte es ideal para conseguir sanar tu cuerpo y que el
prana circule mejor. Nuestro sistema de glándulas endocrinas también mejora su funcionamiento, enviando hormonas que regulan el
comportamiento de los órganos vitales. De igual manera, el sistema
inmunológico reprograma y perfecciona su capacidad de sanación.

Primero, la postura del cadáver (*savasana*), cuyo principio exige mantener el cuerpo simétrico sosteniendo un flujo energético
uniforme a través del sistema nervioso. Su forma clásica es con las
palmas de las manos hacia arriba a los lados del cuerpo y los pies

separados al ancho de la cadera, implicando que aprendas a dejar todo el peso en el suelo, relajando todos los músculos esqueléticos voluntarios.

Si te parece difícil relajar la espalda en esta posición, puedes usar un cojín bajo las rodillas para liberar la tensión lumbar o flexionar un poco las rodillas, acercando la planta de los pies a los glúteos. De la misma forma, si la cabeza se te va hacia atrás y te resulta incómodo, pon una manta doblada o algún cojín fino para alinear bien el cuello. Al abrirte a todas las sensaciones, sabrás qué partes del cuerpo no están relajadas y reducirás poco a poco la tensión. Al deshacer esas tensiones, también permites que el flujo energético fluya mejor.

Segundo, la técnica de la respiración relajante reduce el ritmo cardíaco, baja la presión arterial, disminuye sustancias que causan estrés, mejora la forma en la que tu sistema inmune responde y agudiza los estados de consciencia. Esta técnica se da al relajar bien el cuerpo y respirando de modo que puedas hacer que las espiraciones sean el doble de largas que las inspiraciones; así se relaja el abdomen. Después de una sesión de Yoga, el cuerpo se relaja con tan solo unos minutos de esta respiración relajante. Después es importante que dejes el control consciente de la respiración para que esta fluya espontáneamente.

Tercero, la técnica de relajación progresiva, también conocida como escaneo corporal, se inicia por los pies y va subiendo por el resto del cuerpo, relajando las articulaciones y músculos más importantes. Es una técnica efectiva para liberar tensión y mantener el cuerpo despierto y consciente, y se emplea muchas veces la visualización como técnica paralela.

Al final de una sesión de Yoga, es imprescindible practicar la relajación. Es como dejar que el cuerpo haga lo que necesita hacer, revitalizando sus raíces más profundas.

Abandónate al fluir, permite que las olas de sensación pasen a través de ti durante la última postura de la clase, la postura del cadáver (*savasana*). De esta forma aprendes a estar con lo que toca estar, te abres, te abandonas, confías en la vida.

4. Consciencia del karma y del gran corazón

Llegado el momento de comprender y liberar nuestras acciones kármicas del pasado, muchas veces necesitamos contemplar en profundidad aquello que denominamos nuestro karma.

El término «karma» se refiere al «lado oscuro», es decir, a aquellos aspectos de nosotros que, por una u otra razón, hemos rechazado, negado, ocultado, separado, trasmitido y proyectado.

La psicología usa los términos «inconsciente reprimido» o «sombra inconsciente» para referirse a esas limitaciones, pero el Yoga tradicional lo llama *samskaras* (impresiones sutiles o huellas no resueltas). Los *samskaras* o huellas inconscientes no resueltas causan todas las dificultades que nos encontramos en cada situación y relación desafiante. La suma de los *samskaras* se llama karma inconsciente o memoria kármica (*chitta*).

Cuando renegamos de alguno de los aspectos que caracterizan nuestra persona o que simplemente no toleramos, lo único que conseguimos es confinar esta faceta de nosotros a nuestro propio karma, solo por el hecho de no querer reconocer que esos mismos rasgos están presentes en nuestro interior. Al no ser capaces de crear consciencia sobre ellos a través del cuerpo, se crea esa «capa» que, además, se va a lo más profundo de nuestro ser y se aloja allí durante mucho tiempo, produciendo menos vitalidad y dolencias a nivel físico.

Por ejemplo, vemos que cuando reaccionamos emocionalmente desde la rabia o la violencia, nuestro karma se hace presente. Lo mismo sucede con las cosas que decimos de forma inconsciente y que no deberíamos decir. Es como si una fuerza energética incontrolable se apropiara de esos momentos para luego surgir el arrepentimiento.

Hay una historia hindú que ilustra esta necesidad:

> Un monje decidió meditar solo, lejos de su monasterio. Sacó su bote, llegó hasta el centro del lago, lo amarró allí, cerró los ojos y comenzó a meditar. Después de unas horas de silencio imperturbable, de repente sintió el golpe de otro bote chocando con el suyo. Con los ojos aún cerrados, notó que su ira aumentaba, estaba listo para gritarle al barquero que había perturbado tan descuidadamente su meditación. Pero cuando abrió los ojos, se sorprendió al descubrir que era un bote vacío que había chocado con el suyo. Probablemente se había desatado y había llegado flotando hasta el medio del lago. En ese momento, el monje alcanzó una comprensión profunda. Entendió que la ira estaba dentro de él; simplemente necesitaba el golpe de un objeto externo para provocarla. A partir de entonces, cada vez que se encontraba con alguien que lo irritaba o le provocaba ira, se recordaba a sí mismo que la otra persona era simplemente un bote vacío.

Tu karma inconsciente sale con fuerza sobre todo cuando te irrita o molesta algún rasgo de otra persona, pero también puede salir en ciertas posturas. Se dice que esa persona o postura de Yoga «ha levantado tu karma». Lo más probable es que justo ese rasgo que ves en el otro o sensación que surja sea el mismo rasgo que hay en ti, pero no quieres reconocer. Al reconocer el karma en nuestra práctica de Yoga, la práctica se convierte en una oportunidad de transformación profunda. Empiezas a tomar consciencia de aquel aspecto que has rechazado en ti durante años.

La definición yóguica nos dice que el estrés y la ansiedad son una forma de gestión no eficaz del karma que conlleva comportamientos adictivos, no sanos, para manejar la tensión energética presente en el cuerpo. Liberar estos bloqueos energéticos del cuerpo (*vrittis*) a través de las posturas te permite también fortalecer tu cuerpo pránico para no drenarlo o que entren *samskaras*.

Lograr este fortalecimiento se llama «efecto paraguas». Es decir, cuando te encuentras en situaciones altamente estresantes estás protegido de la «lluvia de *samskaras*», no te mojas.

Estos bloqueos corporales pueden manifestarse como percepción distorsionada, pensamientos cíclicos obsesivos, y sensaciones corporales intensas o incluso molestias que conducen inconscientemente a que el cuerpo «aprenda» a «aliviarlas», creando una nueva ruta neuronal y condicionando tus decisiones del día a día. La repetición de este ciclo ante la falta de algún «agente de alivio» causará ansiedad y estrés. Si no eres consciente de este ciclo kármico adictivo, te conviertes en alguien que no eres.

A través de las posturas, *pranayamas* y prácticas de purificación «deshaces bloqueos»; empiezas a limpiar el polvo del cristal para que entre más luz en el salón de tu cuerpo y a ver las cosas con mucha claridad. Estamos, de este modo, deshaciendo las sensaciones energéticas relacionadas con el karma, «*yoga chitta vritti nirodha*», dijo el gran yogui Patanjali en su segundo *sutra*.

O lo que también es conocido en el linaje que fui entrenado como deshacer el «*prana* congelado», esos bloqueos o nudos energéticos (*vrittis*) que se manifiestan en el límite de las posturas, y que al fuego interno (*agni*) empezarán a derretirse, y a permitir que fluya el *prana* para abastecer todo el cuerpo de vitalidad y brillo, conocido como *ojas* en ayurveda. Haciendo que tus labios, tus ojos, tu pelo y tu piel empiecen a brillar (*nadi shuddi*). Todo tu ser es bañado de *prana*. Incluso la vibración de tu voz cambia a una voz más armoniosa y tus ojos parpadean menos, hay más «nectar líquido» en ellos; hay más *prana*. En esencia y como se dice en el Yoga, estás «borracho de divinidad».

Hasta que no decidas querer realmente cambiar y deshacerte de aquello que no te pertenece, no podrás cambiar tu karma y será tu karma el que conduzca de forma no sana los impulsos de tu cuerpo, conocidos como (*vasanas*), y, por lo tanto, de tu vida.

«El karma es el único problema que tienes que resolver», he escuchado en muchas ocasiones de mi maestro.

Aunque vayas a tomar muchas formas, se manifestará de muchas maneras sutiles, y sin darte cuenta todo conflicto que experimentes en la vida vendrá de los conflictos kármicos no resueltos. La causa y efecto siempre están integrados y viajan juntos a través del tiempo y el espacio. El karma no resuelto socava tu fortaleza, debilita tu cuerpo, perturba tu paz mental, y es la fuente de enfermedades de la salud, de tener relaciones tóxicas, y otras cuestiones de la vida. Karma es la fuerza convincente que regula tus acciones, crea una autoimagen, forma percepciones, estructura tus creencias, construye tu personalidad, y crea barreras mentales y emocionales. El karma tiene mucho poder.

El karma puede aparecer con mayor facilidad si en nuestro cuerpo hay, por ejemplo, sustancias como el alcohol y las drogas. Muchas veces ciertas emociones y hábitos permanecen reprimidos en nosotros, y estas sustancias reducen nuestra capacidad para mantener esos hábitos escondidos. Por ello, el karma emerge con más fuerza cuando la persona está bajo los efectos de alguna sustancia o alcohol. Sale el karma inconsciente.

Pero también el karma son las capacidades dhármicas que aún

no hemos asumido. Liberar el karma te permite relajar y mostrar tu esencia como individuo; experimentar ciertos tipos de crecimientos desconocidos o karma dorado que posiblemente te brinden oportunidades extraordinarias.

Las personas y situaciones de la vida revelan nuestro karma. Crean la circunstancia para sacar a la luz aquello que está oculto en nuestro cuerpo. Podemos culparlos o bien ver la oportunidad de cambio, y observar en nosotros aquello que antes permanecía «dormido».

Cuando el karma es revelado, aquello que haces después de tu primera reacción es plantar una semilla hacia esa persona que quieres ser, más sabia, compasiva y sana. Cuanto más consciente seas de los comportamientos kármicos, más armonía reinará en tu vida.

Puedes aprender de los «errores», pero conseguir una auténtica liberación de los *samskaras* que han creado tu karma exige tiempo, esfuerzo, una actitud abierta y que trabajes con sinceridad el cuerpo. Liberar el karma en las posturas es liberar las sensaciones energéticas intensas, es decir, los bloqueos energéticos (*vrittis*) del aspecto kármico inconsciente (*chitta*), y se manifiestan los límites físicos y mentales. Esa es la clave.

Esto produce un cambio importante en la intención de tu práctica a través de las posturas, y en la sensación que tienes de ti mismo y de la realidad, paso imprescindible para tu bienestar emocional y psicológico. Si escondieras los comportamientos en lo más profundo de tu cuerpo estarías acentuando tu sufrimiento y probablemente esquivando sensaciones que se revelan en los límites de las posturas, y a eso lo llamo *evasión del asana*. Esconder algo implica miedo o vergüenza. Y es lo contrario de sintonizarte con el espíritu del guerrero espiritual que hay en ti, lo contrario a invocar a Hanuman, para soltar los bloqueos energéticos (Sita) que han sido secuestrados por la mente (Ravana). Al respirar las sensaciones intensas de la postura estás liberando karma. Eres más libre de sus condicionamientos. Brillas más.

Debes encarnar la voluntad de Hanuman, la consciencia hecha respiración que va al rescate de Sita. Recordemos este pasaje tan bello:

> Fue el mayor salto jamás dado. La velocidad del salto de Hanuman dejó flores y pétalos en el aire tras su paso que parecían pequeñas estrellas ondeando en las copas de los árboles. Los animales de la playa nunca antes habían visto nada parecido. Todos aclamaron a Hanuman, entonces el aire ardió y nubes rojas iluminaron el cielo...

Todos hemos sentido sed de amor en algún momento de nuestras vidas, incluso cuando recibimos una fuente de cariño por parte de las personas más cercanas a nosotros. De manera inconsciente y como forma de supervivencia, hemos aprendido a lo largo de los años a bloquear emociones que se desarrollan en nuestro interior como mecanismo de defensa ante traumas vividos, desengaños y golpes que han desarrollado nuestra insensibilidad, interrumpiendo así la comunicación efectiva entre el cuerpo, la mente y el corazón.

Todos esos sentimientos reprimidos se ven reflejados en nuestra vida en tensión muscular y en los patrones de comportamiento que colapsan nuestro flujo de energía vital, el *prana*.

La psicología y la neurociencia hablan de traumas, supresión de sentimientos, experiencias no asimiladas, neurorreceptores en descenso, y un sinfín de situaciones que nos llevan a perder la sensibilidad, nos impiden sentir con plenitud, disfrutar el placer, el gozo y la felicidad, e incluso nos llevan a aislarnos, a crear muros, a vivir en soledad y a hacernos incapaces de crear o mantener intimidad.

Según la psicología del ayurveda, la rama médica de los sistemas yóguicos de India, hay tres memorias experienciales (pre-emoción) relacionadas con las tres bioenergías (*doshas*) que guían nuestro temperamento. Cuando nos sentimos inseguros, el miedo va a controlarnos. Esto se relaciona con un exceso de aire (*vata*). La tristeza lleva al enojo, a la rabia, lo que está relacionado con exceso de fuego (*pitta*). El rechazo nos lleva a alejarnos, o cuando somos introvertidos, nos aislamos y nos hacemos como invisibles, lo cual influye en el aumento del peso que está asociado con la tierra y el agua (*kapha*). Estas tres memorias primarias también son tres memorias experienciales relacionadas con el corazón y se vinculan a sensaciones corporales.

Según el estudio publicado de Carlo Monsanto y Shanmugamunthy Lakshmanan en el *Ayurveda Journal*, sobre la integración homeoestática y sobre los mecanismos de psiconeuroinmunología, existe desequilibrio de la emoción del miedo cuando el cuerpo lo somatiza con estado vigilante, tensión y rigidez, calambres y contracción, picazón y repentinos cambios de temperatura, escalofrío y sensación de electricidad en el cuerpo, mareos, inquietud, náuseas e hinchazón. O bien cuando manifestamos una excesiva necesidad de controlarlo todo. La emoción del miedo y todas las experiencias que puedan tener como base esta emoción primaria se deben a que el flujo energético del primer *chakra* no está óptimo.

Cuando hay desequilibrio en la segunda emoción primaria, la tristeza, sentimos ardor, calor, hipersensibilidad e irritabilidad, y ello se proyecta externamente a través de nuestra conducta como un exceso de rabia o enojo. Hay alguna obstrucción de los *chakras* tres, cuatro y cinco.

Y por último tenemos la tercera emoción primaria, el rechazo. Si hay desequilibrio en esta emoción primaria, el cuerpo lo somatiza con pesadez, sensación de bloqueo, somnolencia, depresión, fatiga y obesidad, y mostramos una conducta introversa y de aislamiento. Se activa el rechazo cuando no fluye bien la energía a través del segundo *chakra*.

Al conocer e interpretar el malestar corporal que hay y qué *chakras* y *doshas* están vinculados, puedes realizar posturas destinadas a equilibrarlos.

Aunque creas que eres consciente de toda la presión que le generas a tu cuerpo, cuando tu psique trabaja bajo sobrecarga y protección emocional, con el tiempo las emociones no atendidas y no liberadas se somatizan y muestran un cuerpo con poca vitalidad, pálido o con alguna enfermedad. Las posturas te ofrecen la oportunidad de recuperar la capacidad de sentir, liberando aquello en lo que has invertido mucha energía en ocultar.

Las emociones, procesadas por diferentes zonas cerebrales, entre ellas el hipotálamo y el sistema límbico, aun cuando su base biológica no ha sido bien descrita, ejercen una importante participación en nuestra memoria y toma de decisiones. Sostienen nuestro tono emocional que da lugar al humor, a los pensamientos y a las formas de actuar. Pueden generar confusión cuando se contradicen en respuesta a una misma situación, como cariño por una persona, pero molestia por su actual comportamiento.

La neurociencia las describe como un sistema nervioso químico operante por medio de neuropéptidos que llevan la información a través del cuerpo y que el cerebro capta con receptores específicos, dando lugar a esa información que serían las emociones.

Puedes recuperar la sensibilidad a través del Yoga. Su práctica te enseña a «no hacer nada»; basta con comprender que las emociones son mensajes que se transmiten a través de los sentimientos y que cada una de ellas va a aumentar la consciencia de ti mismo.

Si durante la práctica de ciertas posturas sientes emociones incómodas o dolorosas, no pienses que estás haciendo algo mal. Las emociones que reprimes nacen del subconsciente y del inconsciente para que puedas vivirlas y las dejes fluir, podrás sentir en algún momento que las emociones dolorosas o neuróticas serán luz en medio de tu propia oscuridad, que entrarán en tu consciencia lentamente y cambiarán toda sensación incómoda.

Estas emociones dolorosas que pueden súbitamente aparecer gracias a tu acercamiento consciente al cuerpo son como una herida interior y pueden compararse a una herida física que desde hace tiempo tienes en la mano, pero que ignoras, por lo que has descuidado su curación; la tuviste vendada para no verla. Este vendaje equivale a una máscara. Pero con la práctica ese vendaje empieza a desaparecer, ya no puedes fingir no tener la herida. Si la práctica se ancla en la mente buscarás inconscientemente alguna forma de «vendaje». En ocasiones preferimos una práctica de distracción para no mirar dentro estando con la emoción reprimida que necesita ser liberada.

Son muchas las ocasiones en que nos sentimos rechazados, abandonados, traicionados, humillados o tratados de manera injusta. Cuando aprendes a atender tus emociones incómodas, aprendes a estar en la postura más tiempo. No reaccionas, porque en muchas ocasiones son las mismas emociones que te sacan de la postura.

De ahí la importancia de que aprendas a mantenerte en la postura para abrirte a lugares oscuros que antes eran ignorados y discernir (*viveka*) si han sido despertados por la práctica en sí.

A través de los años, el Yoga y los métodos de curación tradicionales han explicado cómo almacenamos en los tejidos de nuestro cuerpo todas aquellas emociones que reprimimos. Las investigaciones en psicología sostienen que nuestro cuerpo, cuando se siente amenazado, contrae los músculos como mecanismo de defensa, aplacando así el dolor y haciéndonos menos vulnerables. Si esta condición se hace crónica, podría bloquear nuestra capacidad de relajación y nuestros sentimientos de placer; esta condición se llama en psicología «armadura corporal», y ha sido tomada como fundamento para terapias que emplean técnicas yóguicas para liberar emociones reprimidas.

Por lo tanto, practicar Yoga puede ayudarte a conseguir un tono emocional adaptado a todas las circunstancias que se te presenten. No se quiere decir con esto que, si eres una persona melancólica la mayoría del tiempo, el Yoga te convertirá en una persona optimista. Abrirte a los sentimientos durante la práctica hará que experimentes gradualmente cómo liberas esa carga emocional que ha estado reprimida en el cuerpo durante mucho tiempo. Por eso, en ocasiones, durante la práctica algunas lágrimas pueden salir de forma espontánea, experimentas sentimientos profundos que se acaban de liberar, te estás purificando.

En muchas personas, el Yoga despeja sus facultades emocionales para usarlas como fuentes confiables de información intuitiva acerca del mundo que las rodea, brindándoles seguridad, fortaleza y evitando perder la resiliencia ante la vida. La práctica del Yoga hace que tu sistema emocional se despeje sin ejercer presión o provocar sentimientos disfuncionales.

De esta forma despiertas tu gran corazón y aumentas tu empatía haciendo que tus relaciones interpersonales adquieran un significado más amplio, con sentimientos más auténticos y afectuosos. Aun cuando tu ser se vea impregnado de sensaciones incómodas, trata de no evadirlas, y procura reconocerlas, estar con ellas y permitir que pasen.

Todos los cuerpos pueden vivir pasiones y emociones intensas. Quienes practican Yoga aprenden a sacar provecho de ellas, como expresión de un intenso flujo de energía vital a través de sus técnicas.

El Yoga nos enseña que, al respetar la sabiduría con la que sentimos cada emoción en el cuerpo, podemos verlas como mensajes de energía capaces de transformarnos.

El amor que hay en tu corazón y de igual forma en el corazón de las personas que te rodean es un tesoro que puedes encontrar con el Yoga. Su práctica te conecta con los sentimientos que siempre han permanecido ocultos a causa de las cicatrices del pasado. Aprendes a abrir tu gran corazón, a anhelar la experiencia de unión, empezamos a reconocer el gran amor que somos; el momento en el que los muros que nos separan de los demás se disuelven.

Justo como esta bella historia: el amor llegó a la puerta del amado y lo llamó. Una voz desde dentro susurró:

–¿Quién está ahí?

El amor respondió:

–Soy yo.

Entonces la voz dijo:

–No hay lugar en esta casa ni para ti ni para mí –y la puerta no se abrió.

Entonces el amor regresó al desierto y ayunó, rezó y meditó. Al final del año, el amor regresó a la puerta del amado y llamó. Y la voz desde dentro preguntó:

–¿Quién está ahí?

Esta vez, el amor, tras haber superado la ilusión de la dualidad, respondió:

–Soy tú mismo –y la puerta se abrió.

El amor es el elixir de la vida, el néctar que nutre cada una de las raíces de nuestro cuerpo y de nuestra vida.

5. Consciencia de la intuición y del espacio interior

El gran espíritu del dios Shiva vive en nosotros, y a través de la práctica del Yoga podemos sentir su vibración en el cuerpo (*spanda*) gracias a las posturas, pero también podemos experimentarlo con solo mirar a los ojos de la persona con la que hablamos. Su divinidad es posible de percibir en el amor; y nuestros padres, nuestros hijos, nuestra pareja, nuestros amigos son el reflejo vivo de ello. El Yoga nos enseña que la divinidad, el plano espiritual, existe dentro de cada uno de nosotros, sin excepción alguna, y que la intuición es el lenguaje del alma que nos habla a través del cuerpo.

Cada persona con la que interactuamos en nuestra existencia por alguna razón nos dará la oportunidad de un aprendizaje o un mensaje especial que debemos apreciar.

Al abrir tu corazón y tu mente, haces que tu práctica sea una herramienta que te permite escuchar ese mensaje y comprenderlo.

Voy a transcribir aquí una bella historia que justo capta esa esencia espiritual:

Un día se acercó al anciano campesino que estaba trabajando las tierras un monje vestido con ropas de *sannyasi*, hablando el lenguaje de los *swamis*:

—He estado buscando a Dios durante años. Dejé mi casa, renuncié al matrimonio y he estado buscándolo en todos los lugares donde Él mismo ha dicho que está: en lo alto de los montes, en el centro del desierto, en el silencio de los monasterios y en las chozas de los pobres.

–¿Y lo has encontrado? –le preguntó el anciano.

–Sería un engreído y un mentiroso si dijera que sí. No; no lo he encontrado. ¿Y tú?

¿Qué podía responderle el anciano? El sol poniente inundaba la casa con sus rayos de luz dorada. Centenares de gorriones canturreaban felices en el exterior sobre las ramas de una higuera cercana. A lo lejos podía oírse el peculiar ruido de la carretera. Un mosquito zumbaba cerca de su oreja, avisando que estaba a punto de atacar y, sin embargo, aquel buen monje solo podía sentarse allí debajo de un árbol, intentando entender y estudiar las escrituras y decir que no había encontrado a Dios, que aún estaba buscándolo y por eso renunció a la vida terrenal. Al cabo de un rato, decepcionado, el buscador de Dios salió de las tierras del campesino y se fue a buscar a otra parte.

Comprender la espiritualidad del Yoga necesita de tu propia experiencia como recoge la historia del anciano y el monje; de otro modo nunca podrás entenderla, aunque te la explique mil veces un maestro de Yoga, pues no está en la filosofía ni tampoco en las escrituras ni en ningún lugar físico, solo está en la práctica.

Las experiencias en la práctica de Yoga en algún momento serán tuyas y abrirán para ti una senda de vitalidad tan grande como nunca antes habías podido imaginar, bien sea a través de la respiración, de los estados de meditación o de la intensidad con la que vives cada postura. Lo que sí debes tener claro es que esas experiencias no tienen fecha en el calendario. Son imprevisibles y ocurren cuando menos lo esperas.

Tradicionalmente, en el Yoga, las experiencias espirituales se conocen como experiencias cumbre, que son momentos de gozo y bienestar inesperados que nos asombran, borran nuestros miedos y dudas, y exaltan nuestra consciencia. Y pueden ocurrir a través del acercamiento consciente al cuerpo.

Abraham Maslow, un psicólogo humanista muy reconocido, impuso este término creyendo que eran experiencias generadoras de cambios y transformaciones en nuestro crecimiento, la visión que tenemos sobre nosotros mismos e incluso sobre todo lo que está a nuestro alrededor, dando así un equilibrio profundo a nuestra personalidad y destacando nuestro propósito en la vida misma. Maslow señala que, cuando nos hacemos conscientes de nuestras capacidades, podemos provocar que surjan más experiencias cumbre en nuestro transitar por la vida.

Estas experiencias son señales en el camino del autodesarrollo y nuestro progreso hacia una mayor purificación y crecimiento; expanden la consciencia y la perspectiva de nuestra forma de ver la verdad, nos inspiran a permanecer en la práctica y nos ayudan a obtener más momentos de comprensión profunda.

Aunque también aparecen sin motivo conocido, se ha comprobado que surgen por la combinación de una mente introvertida y centrada o por el desarrollo de nuestra sensibilidad al sentir y el aumento considerable del flujo de energía vital, como consecuencia de una práctica continua. No necesitas desarrollar facultades fuera de tu alcance para vivirlas. Son transitorias y llegan para hacer transformaciones positivas a tu vida, pero no para quedarse, a diferencia del despertar espiritual.

La palabra despertar puede usarse para describir experiencias profundas que nos ponen en el camino del crecimiento de manera consciente; también para referirnos a ese estado de consciencia que va más allá de la resistencia y la separación, y a muchas de nuestras facultades personales dormidas, que debemos despertar para integrarlas y expresarlas con toda naturalidad, dándole vida a esos aspectos de nuestro ser que se habían apagado hace mucho tiempo.

En ocasiones atravesamos un tipo de ignorancia espiritual a la que el Yoga denomina *avidya*, olvidando quiénes somos en realidad, lejos del sentido de ser consciente, creyendo que son las condiciones materiales las que nos definen. Un verdadero despertar espiritual a través del Yoga intenta vivir el despertar de la consciencia (*vidya*), y para ello es clave *chitta shuddhi*, lograr purificar la perspectiva individual de nuestra realidad con las prácticas yóguicas, así como la purificación de la energía (*sattva shuddhi*).

En el Yoga, los despertares persiguen la vitalidad de tu cuerpo, la disposición a abrirte a toda sensación o emoción sin miedo a sentir y a la capacidad misma de ver las cosas con claridad; se convierten en habilidades que te ayudan a avanzar por la senda de la transformación.

Cuando te inicias en la práctica del Yoga, vives despertares de todo tipo; derribas barreras y das lugar a que tus sensibilidades más primitivas se aviven. Tu cuerpo recobra vida.

Al avanzar, el crecimiento de tu ser se hará más regular y probablemente estas experiencias disminuyan, y entonces sientas que vuelves a lo que eras antes y llegues a querer abandonar la práctica. Pero no vuelves al que eras, lo que sucede es que los ciclos de crecimiento se hacen más lentos y estables. Son los denominados *despertares graduales*, diferentes a los *despertares repentinos*, que ocurren una sola vez y pueden cambiar por completo la perspectiva que tienes de ti mismo y de la vida. Te vuelves responsable de tu evolución humana para servir mejor a los demás.

Según un dicho hindú y tal como a veces escuchaba en el *ashram*: «No debes tratar de comprender el despertar de la forma en que percibes una estrella, un árbol o una mesa delante de ti. Saber es no saber, y el no saber es saber. Debido a que no se puede saber es incomprensible; y por el hecho de que es incomprensible es comprensible».

Es decir: «El almanaque puede decirte cuántos días al año lloverá, pero ¿cuánta agua obtienes apretando las páginas?». La práctica no solo señala el camino hacia el agua; la práctica en sí es el agua que apaga la sed de querer comprender con la mente qué son esos despertares espirituales. Transciendes la razón y la necesidad de saber qué está pasando. Aprendes a estar en el no saber.

Si se puede decir que el despertar espiritual refleja la bondad con la que nacen todas las personas, tu forma bondadosa, generosa y amable de actuar saldrá naturalmente. Lograrás escuchar tus necesidades internas, estar en paz, experimentando una vida plena y llena de felicidad.

El despertar te invita a adentrarte en tu desarrollo holístico. Por eso es difícil practicar Yoga en la esterilla y cultivar una vida no ética. Llegará un punto en el que no te será posible seguir así y tendrás que o bien dejar la práctica o bien, a través de la práctica, dejar formas no éticas de vivir.

Todas las tradiciones contemplativas son de gran importancia y vinculan el desarrollo moral como fruto de la práctica consciente. Este lazo nos muestra que no podemos pasar por alto esa cualidad bondadosa que caracteriza al ser humano, pues las personas no podemos sentirnos bien si vamos por la vida dañando y actuando en pro de lo que está mal, porque daríamos lugar a una disonancia emocional que perturbaría y desestabilizaría nuestra práctica, y viceversa.

Al trabajar el cuerpo desde la mirada consciente, brotarán en ti estos diez principios yóguicos, conocidos como *yamas* y *niyamas*.

Los *yamas* (bondades) son: no violencia en ningún aspecto de la vida (*ahimsa*); discernir desde la consciencia (*satya*); no buscar fuera de ti lo que ya tienes dentro (*asteya*); soltar o no estar tan apegado a lo material y lo no material (*aparigraha*); y moderación en cada aspecto de la vida (*brahmacharya*).

Los *niyamas* (actitud): autocuidado (*saucha*); gratitud y aceptación en la vida (s*antosha*)*;* compromiso y calor interno (*tapas*); la voluntad de mirar dentro y observarse (*swadhyaya*); y tener fe ante cualquier situación, no querer controlar (*ishvara-pranidhana*).

Si desarrollas una práctica con intención de mirar dentro y de explorar el cuerpo desde lo que es, comenzarás a saborear el dulce néctar de la libertad en cada aspecto de tu vida.

Todo lo anterior descrito es necesario para la construcción de tu personalidad reluciente, o lo que en la tradición del Yoga se conoce como ser compasivo contigo y con el mundo que te rodea. Tu cuerpo empezará a estar alineado con tu alma y comenzarás a emanar una gran presencia.

Como decían los antiguos yoguis: si quieres un mango, debes plantar la semilla de la fruta, y para ello necesitas el agua, una tierra fértil, paciencia, luz solar y muchos otros factores, hasta que puedas cultivarla y disfrutarla. Esto me recordaba a menudo el dicho: «Lo que deseas al final debes tenerlo al principio». Ese es tu *sankalpa,* tu resolución, tu intención más profunda. Alinearnos con la intención es el camino de la práctica consciente..

Con la práctica, los *yamas* crecerán y estarán destinados a mantener la armonía de tus relaciones con la sociedad y también los *niyamas* crecerán para cultivar tus virtudes de manera natural, aumentando así el grado de bondad y la actitud espiritual que tienes sobre ti mismo y los demás.

Yama y *niyama* son semillas éticas que crecerán a través de tu práctica paciente y enfocada a intimar conscientemente con el cuerpo.

Me sorprendía cuando escuchaba en numerosas ocasiones mencionar la importancia de crear «espacios» dentro del cuerpo en las posturas.

El espacio interior (*sukha*) es la comodidad que sucede cuando las articulaciones y los huesos se alinean con armonía y los músculos están libres de tensión. En un nivel energético *sukha* se manifiesta en un flujo fácil de respiración y en una circulación equilibrada de *prana*. Mentalmente, este espacio interior se materializa como una cualidad meditativa de alegría, satisfacción y consciencia. Como dijo el gran sabio y yogui Patanjali: «*Sthira-sukham asanam* [la postura debe ser estable y con buen espacio]» II.46.

Cuando creas espacio (*sukha*) desde la actitud consciente (*sthira*), creas más presencia en el cuerpo y no hay esfuerzo a la hora de realizar las posturas, porque es como si estas florecieran como un loto y brotaran de nuestro interior; dejan de ser impuestas, fluyen.

Para entender mejor qué significa el espacio interior en el cuerpo, usemos un ejemplo: lo que hace que suene un sitar y que el sonido sea armonioso no es la madera en sí del instrumento, sino lo limpio y perfectamente equilibrado que esté el espacio entre la madera y el vacío dentro del sitar. Las posturas de Yoga buscan justo ese equilibrio. Recuerda el principio *mitahar*.

Por eso mismo, un bebé puede gritar y ser escuchado a mucha distancia. Tiene una resonancia *limpia*. No hay *samskaras*. Hay un perfecto equilibrio entre su cuerpo y el vacío. Las prácticas de Yoga limpian esa resonancia interior para que nuestra vida sea una gran música armoniosa y equilibrada.

Cuidar de nuestro cuerpo, nuestro instrumento, resulta imprescindible para que en el vacío resultante suene la mejor canción, y ese vacío es conocido como libertad espiritual (*moksha*). El Yoga permite que la música de tu vida sea armoniosa, porque logra un equilibrio perfecto cuidando el cuerpo, la madera, para que tu espacio interior resuene mejor.

De esta forma, una vez que aprendas a anclarte cada vez más y más en la consciencia y desarrolles la mirada mindfulness, el espacio interior en la postura te enseñará a no participar en aquello que tu cuerpo no quiere que hagas al reaccionar desde la mente ante estímulos que la secuencia de posturas pueda crear. Aprendes a no desafinar.

Con una mejor resonancia, liberas el néctar de los químicos y las endorfinas que permiten el autoequilibrio y la autosanación en el cuerpo. Este néctar en el Yoga se llama *amrita*, cuyo significado es *inmortalidad*.

Practicar las posturas desde la mirada consciente, aquella que es meditativa, permite incrementar (GABA) conocido como el valium natural, y que es un neurotransmisor inhibidor del sistema nervioso central que hace que disminuya la ansiedad, la depresión, la tensión muscular y el estrés cardíaco. Asimismo, la práctica consciente aumenta los niveles de serotonina y de otros neurotransmisores, alimentando al hipocampo, que regula la memoria y el ánimo, y disminuye la depresión, y además nos dice cuándo «es suficiente»; es decir, nos ayuda a tomar consciencia de los límites dentro y fuera de la esterilla, y desarrollamos *mitahar*. La práctica consciente también incrementa la oxitocina, la hormona del placer, así como las endorfinas, reduce el dolor y la presión sanguínea, y nos calma. El miedo y la ansiedad pueden verse disminuidos en las posturas invertidas y en las de equilibrio, por ejemplo.

También se produce más melatonina natural, lo que mejora la calidad del sueño, el biorritmo del cuerpo y el reloj biológico que determina el proceso de envejecimiento del cuerpo. Y al aprender a ser el límite en las posturas durante un tiempo, aportas «jugosidad» a las articulaciones, y de este modo regeneras la fluidez de su líquido sinovial y permites, como la tradición enseña, que el dios Shiva empiece a fluir por todo tu cuerpo como energía, conocida como *prana shakti*.

Siendo el espacio donde todo se manifiesta, descansas en tu verdadera naturaleza. Tu vida será una expresión de «sentirse completo» y menos de sentir que «falta algo». Y esa es la experiencia del estado de consciencia descrito en las *Upanishads* como *turiya*: descansar en el espacio entre pensamientos y permanecer en el cuerpo a la hora de realizar las posturas. Es la consciencia silenciosa, la presencia profunda de no hacer. Pasas del modo pensamiento, onda cerebral beta, al modo relajación, onda cerebral alfa, hasta alcanzar las ondas meditativas, theta y delta.

En este estado estás conectado al sexto sentido, a la sabiduría del cuerpo. Estás tranquilo y en calma verdadera. Los cuerpos físico y energético están recargándose, liberándose y reajustándose, como si de un baño refrescante se tratase. Este estado es el que sostiene la vida. Incluso logras un buen descanso, llegas también a ese estado de consciencia cada noche, y ello repercute en el comportamiento de tu cuerpo a la mañana siguiente, y por supuesto en tu práctica de Yoga.

Desde la consciencia dejas que todo se convierta en tu maestro: el cuerpo, las actitudes, la mente, el dolor, la alegría, otras personas, los errores, los fracasos, los éxitos, la naturaleza; en resumen, todos tus momentos. Si estás cultivando la consciencia en tu cuerpo, no hay una sola cosa que hagas o experimentes que no pueda enseñarte sabiduría.

«Esta postura no me sale», «Esto es difícil», «Esta postura despierta en mí sensaciones muy dolorosas» son críticas a nosotros mismos. En realidad, son solo pensamientos. Cuando surgen en tu mente, es muy importante que los reconozcas como pensamiento crítico y que te recuerdes que la práctica implica suspender la crítica y solo observar lo que surja (*pratyahara*), volver a la respiración, a las sensaciones del cuerpo, sin perseguirlos ni actuar de ninguna manera. Vuelves al espacio interior.

La actitud con la que emprendes la práctica es crucial. Es la tierra fértil en la que cultivarás tu habilidad para calmar tu mente y relajar tu cuerpo a través de las posturas, concentrarte (*dharana*) y ver más claramente cuándo eres pensamiento y cuándo eres espacio interior. Si tu actitud es de constante mejora, es decir, si tu energía es practicar para imitar a otros, será difícil que desarrolles calma en la práctica. Pero si tu actitud es de estar con el cuerpo, de abrirte a lo que toca abrirse a través de las posturas, seguramente desarrolles espacio interior.

Cuando observes que la mente critica la práctica, no tienes que luchar para que no sea así. Todo lo que se requiere es ser consciente de lo que sucede. No es necesario que critiques al crítico; eso creará más tensión entre la mente y el cuerpo.

¿Eres capaz de ver el cielo, las estrellas, los árboles, el río y las montañas, y realmente verlos tal como son? ¿O los estás viendo como deberían ser? Así como ves el cielo sin pensamiento, observa tu cuerpo. Tu práctica se transformará.

Cuando practicas las posturas desde la consciencia, no intentas responder preguntas, solo observas el impulso de la mente de querer comprender una y otra vez. Al practicar de esta manera, estás entrenando tu mente para que sea menos reactiva y más estable en la práctica. Estás haciendo que cada momento cuente. Estás tomando cada postura como viene, sin valorar ninguna postura más que la otra. No tienes preferencias.

De esta manera estás cultivando tu habilidad natural para concentrarte y calmar tu propia mente en la práctica. Entras en meditación (*dhyana*) de momento a momento y absorbes (*samadhi*) el espacio interno de tu cuerpo, meditas a través de las posturas.

Con esas tres claves, *dharana, dhyana* y *samadhi*, que van más allá del cuerpo, la mente y el pensamiento, más allá de las sensaciones, de la intuición, restauras tu relación con la creación. Puedes sentir un mar de gozo, que los muros que te separan del mundo se derrumban y entras en un estado de consciencia absoluta; indistintamente de cómo lo vivas, sentirás que el espíritu habita en ti, que eres el espíritu. Cualquier sentimiento positivo asociado con lo que quieres amplifica su frecuencia, activa tu cerebro límbico del deseo, activa tu sistema inmunológico, te da una sensación de vitalidad y te motiva para llevar a cabo la acción coherente hacia lo que quieres. Estás plenamente vivo.

Esto me recuerda aquella vez que leí en la sala de entrada del Parlamento de la India en letras grabadas en piedra una gran enseñanza de los milenarios textos védicos: «*Vasudhaiva kutumbakam*», que significa: «El mundo entero es una familia». Este logro espiritual proviene de Vishnu, quien se reencarna por séptima vez como el príncipe Rama. Nuestro más grande logro espiritual es aprender a amar a nuestras familias con un corazón puro, y vivir y actuar sin esperar nada a cambio (*nishkam karma*).

Actuando sin esperar a que las cosas cambien, tomas acción en el ahora, sales de la zona de confort y aceptas compasivamente estar con tu ser más profundo (*atman*), que significa expansión vacía.

Con la práctica de las posturas aprendes a abrazarlo todo, incluidas tus imperfecciones y los cambios de tu cuerpo. Estás plenamente presente, y ahí tu alma reluce, tu cuerpo recobra vida. Vives el Yoga en el día a día, te liberas del sufrimiento (*jivan mukti*).

Los grandes destellos de luz en los diamantes dependen de sus imperfecciones. Los diamantes se forman durante miles de años bajo una enorme presión y a temperaturas muy elevadas. Ese proceso deja en cada diamante inclusiones (marcas internas, imperfecciones) que determinan su grado de pureza. No existe un diamante perfecto.

Como el diamante, cuando descubres tus imperfecciones te conviertes en una persona que emana una gran presencia y empiezas a irradiar pura belleza.

6. La senda del Yoga hacia la felicidad y la libertad

Mi deseo más profundo es que sigas tu corazón, porque cuando nuestra forma de vida se sujeta a sentimientos negativos como el miedo, hace que intentar vivir requiera un gran gasto de energía. Sin embargo, cuando es el amor el que nos guía, no solo conservamos nuestra energía, sino que esta aumenta considerablemente hasta lograr convertirnos en luz, en consciencia pura.

Cada uno de nosotros nace con un alma espiritual que se renueva cuando el cuerpo descansa y que puede verse ensombrecida cuando damos lugar en nuestra vida a malos hábitos. Estar alejados de la sabiduría de nuestro cuerpo degrada nuestra vitalidad y nos hace impotentes, teniendo que sobrevivir cada día por malgastar nuestro tiempo en mantener ese estilo de vida que nos aleja cada vez más de lo que verdaderamente somos.

Cuando reconozcamos que el karma inconsciente nos controla y que son sus deseos los que estamos viviendo, los que guían nuestras vidas, sabremos que es el momento de cambiar, de ser conscientes, de acercarnos a nuestro cuerpo, a la necesidad de vivir todas esas experiencias que el Yoga ofrece para modificar los comportamientos que dan lugar al temor y al agotamiento de nuestra energía.

Lo que quieres sembrar en tu corazón, y todo lo que sientes verdaderamente dentro de ti, cambia cuando estás más presente en tu cuerpo, cuando accedes a su sabiduría. Lo que sientes y lo que realmente eres, lo demuestras a través de tu cuerpo. Es el cuerpo el que te permite comunicar y expresar con claridad lo que quieres decir: la comunicación no verbal es muy poderosa, más que la verbal. Todo el bienestar emocional y mental se basa en el cuerpo, pero si no liberas a tu cuerpo de sus bloqueos, estos se van a manifestar con molestias físicas y emocionales, y con cambios en tu personalidad, e incluso pueden afectar tu forma de comunicarte y relacionarte.

El cuerpo es fértil. Al permitir que las olas de las sensaciones pasen a través de él, la vida puede crecer en su interior, por lo que necesita de tu cuidado como si fuera un huerto. Ten en cuenta que las malas hierbas crecerán igual como todo aquello que siembras. Tu práctica te permite ir a la raíz de aquello que no quieres que crezca más, pues al final es una actitud que tomas, y las olas son vivencias energéticamente intensas que viajan en ti. Si no eres consciente de tu cuerpo y lo trabajas, esas olas quedarán atrapadas, creando dolencias durante años e incluso enfermedades.

Cuando trabajas el cuerpo de forma armónica, sin estresarlo, te conviertes en tu propio maestro; no habrá más ciclos kármicos adictivos.

El mayor agravio que puedes cometer hacia ti mismo es rechazar tu cuerpo. El autorrechazo te lleva a morir antes de morir. La aceptación da vida. Empiezas a sentirte vivo cuando te aceptas y te alineas con el alma que eres.

Si me amo a mí mismo, expresaré ese amor con mi cuerpo y estaré en armonía con él. Si amo mi cuerpo, atraeré bienestar y paz a mi vida. Si siento gratitud por mi cuerpo, la vida será agradecida. Estar con tu cuerpo y explorarlo a través de las posturas, permaneciendo en ellas, saboreando sus límites al borde del abismo entre el miedo y el coraje, permitirá que la energía de tu cuerpo viaje en la misma dirección del amor, haciéndote libre en la verdad, algo que te será difícil lograr si sometes a tu cuerpo al círculo vicioso de las rutinas y los malos hábitos. La fuerza de la intención está en ti.

Tras muchas clases, retiros y práctica en la esterilla, tu cuerpo se armonizará y verás que tu vida empezará a fluir sin esfuerzo hacia vivencias nunca antes soñadas.

Cuando transformas todo tu cuerpo, los milagros en la vida aparecen. Cuando el espíritu se mueve con gracia en ti, todo es sencillo, pues los frutos de la intención, del espíritu, del amor, de la gratitud y de la vida misma te harán una nueva persona.

Mi maestro me reveló otra simple y al mismo tiempo profunda gran enseñanza tántrica: las dos partes de una misma postura. Fue un momento revelador. Me hizo comprender la belleza de hacer y permanecer en la postura y explorar sus límites: esa es la primera parte de la postura. Al deshacer la postura, y antes de ir a la siguiente postura, permaneces unos instantes con los frutos de la postura a través de una pausa llamada «pausa de integración»; esa es la segunda parte de la postura. Justo en esa segunda parte el *prana* ya liberado se integra y se expande por todo el cuerpo, quedándote absorto con el *prana*, en silencio. Recuerda que el *prana* es la consciencia hecha visible. Cuanto más *prana* es liberado e integrado, más consciencia eres.

También me explicó que la primera parte de la postura es entrar y estar en la postura, hay acción, es la rama simpática, y corresponde al canal energético *pingala*; hay voluntad, es la energía masculina. Y en la segunda parte de la postura, al deshacer la primera parte haces una pausa de integración biológica y energética, integras el *prana* liberado y ello corresponde al canal energético *ida*, la no acción; es la rama parasimpática, es la energía femenina. Como vimos, esta pausa se puede realizar con la postura del diamante (*vajrasana*), la de meditación (*sukhasana*), la del niño (*balasana*) o tumbados (*savasana*). De esta forma hacemos que la rama parasimpática haga su trabajo de equilibrio homeostático y el canal de *ida* de equilibrio pránico (el canal central *sushumna* empieza a fluir como un río que baña todo el ser de vitalidad). Eso es *Hatha*. Estás integrando la energía solar *Ha*, la acción, con la lunar *Tha*, la no acción.

Estás practicando *hatha yoga* y *raja yoga* fusionados.

De esta forma, el *prana* liberado e integrado revitaliza las células y entras en un estado cada vez más absorbente y meditativo, y el *prana* alcanza los *chakras* superiores. Tu consciencia se expande por todo el cuerpo. Te conviertes en la esterilla en el dios Shiva, encarnado en Hanuman. Eres uno con el cuerpo.

Mis lágrimas rebosaron de agradecimiento al empezar a darme cuenta de cómo se reflejaba la historia de Rama y Sita en la esterilla y en la vida.

Desde entonces, cada vez que practico posturas, enciendo una vela en el altar de mi casa en honor al linaje tántrico que recibí, a sus enseñanzas y también para celebrar el reencuentro del *prana* (Sita) y la consciencia pura (Rama). Cuanta más energía liberas, más te sumerges en el cuerpo de la dicha (*ananda*). Más absorto estás. Más brillan tus ojos. Más reluces. Tus raíces están profundamente sanas.

Junto con la otra gran enseñanza de los límites físico y mental, comprendí qué significaba practicar desde la consciencia. La primera y segunda parte de la postura fue otro gran secreto que se me reveló. Hasta que no recibí la enseñanza, no tomé consciencia de la belleza de *estar* en la postura y la importancia de su segunda parte. Las posturas en sí no tienen poder, solo cuando hay comprensión clara y profunda, recobran su espíritu de transformación.

Tu práctica pasará al nivel de la consciencia. Eres consciente del porqué de cada elemento en la práctica. Empiezas a estar con el cuerpo, a escucharlo, a estar plenamente presente, a respirar cada instante.

Como siempre digo en clase a mis alumnos: «Desde la consciencia no hay nada que puedas hacer mal».

De esta forma dices sí a la vida, tu alma florece en el cuerpo (*atman*) y la quietud del espacio interior (*sukha*) se expande y vuela a tierras nunca antes exploradas.

Tu práctica de Yoga se comportará como una mezcla entre despertar, sanar, crecer y manifestar. Ahí está el verdadero poder del Yoga; aquel en el que solo contemplas la plenitud de la vida misma en la postura. Eres dicha, la verdadera felicidad de sentirte completamente lleno de amor.

Para alcanzar esta transformación a través del cuerpo, esta nueva forma de ser y de vivir, es importante que seas consciente de las dos partes de la postura cuando realices posturas de Yoga. Es la esencia de Rama y Sita en la esterilla. Es la misma fuerza de amor que mueve el sol y las estrellas.

Y si te amas, serás feliz, experimentarás una felicidad entendida también como tranquilidad interior, integridad, calma profunda, buena gestión del sufrimiento, del dolor y de la tristeza; es ese estado que te hace íntimo con aquellos momentos de preocupación, de sentirte cabizbajo o de tener alguna duda, y en el que lo material pasa a un segundo plano.

A todo le das la bienvenida, y al enraizarte con tu cuerpo estás más en sintonía con tu propósito, tu *dharma*; el profundo sentir de la vida que encuentras dentro de tu corazón.

7. Ofrendas de intención

Hace muchos años, muy cerca del río Ganges, durante el festival de Diwali, al caer la noche, en un pequeño templo que albergaba una inmensa belleza, alejado de la multitud entre árboles y jardines perfumados de jazmines, rosas, clemátides y camelias, una anciana en medio de la oscuridad, cada noche, encendía una vela a los pies del templo en honor a Hanuman. Al no haber electricidad, los devotos vivían a la luz del sol durante el día y durante la noche alumbrados por la luna y las estrellas, pero en tiempos de Diwali, en la oscuridad profunda, durante las celebraciones donde se encendían cientos de velas en el río, la vela de la anciana resaltaba al estar en un sendero no muy frecuentado.

Cada vez que hacía esto, un grupo de polillas del jardín se reunían, fascinadas y atraídas por esta solitaria vela, volaban sobre ella: arriba, abajo, daban vueltas y vueltas, alrededor de ella. Esa vez se quedaron muy cerca y empezaron a hablar de su amor por esa llama. Hablaron de ello como si conocieran su naturaleza, su sabor. Pero entonces el rey de las polillas les dijo:

–¿Cómo pueden hablar así? ¿Realmente conocen la llama? ¿Qué es el amor? ¿Conocen la realidad de la unión con el amado? ¿Cuál de ustedes volará a la vela y me traerá noticias reales, una experiencia real de lo que es el amor?

Una de las polillas revoloteó rápidamente y voló hacia la llama. Dio vueltas y vueltas, rodeó tres veces la llama y luego se unió al grupo. Borracha por la experiencia, empezó a hablar del esplendor, el calor y la belleza de la llama de la vela.

El rey de las polillas respondió:

—Bueno, eso suena realmente magnífico, y está claro que estás abrumada, pero, aun así, es solo un reflejo de lo que realmente es el amor. ¿Quién más me traerá noticias de este amor?

Y una segunda polilla se adelantó. Como la primera polilla, dio varias vueltas alrededor de la llama. Encantada por su belleza, impulsada por su deseo, se acercó cada vez más. De hecho, llegó a estar tan cerca que se quemó la punta de una de sus alas. Con la cabeza llena de energía y éxtasis, voló hacia sus compañeros y compartió con ellos su propia experiencia del misterio del amor y la unión, del dolor y la alegría.

El rey de las polillas les dijo:

—Bueno, ciertamente esto se está acercando, tiene algo de sustancia, pero no es suficiente… ¿Quién más irá y me traerá noticias de este amor?

Se adelantó una tercera polilla:

—Yo estoy dispuesta, yo iré.

Voló hacia la vela y luego, al ver de tan cerca la llama, la razón la abandonó y se sintió abrumada: borracha, loca de amor, voló directamente al corazón de la llama; desapareció todo conocimiento de la separación y se convirtió en llama. Su cuerpo ardió y tomó los colores del fuego cuando ella y la llama se volvieron una.

El rey vio lo que estaba sucediendo. Se volvió hacia los demás y dijo:

—Esta polilla ahora tiene un verdadero conocimiento del amor y ha alcanzado el deseo de su corazón.

En ese momento, el olor de la muerte física de la polilla los alcanzó como el incienso más puro.

–Aquí está el perfume del amor, dijo el rey. De esto se trata el amor. Esto es unión.

La práctica de Yoga desde la consciencia busca la unión entre el cuerpo y el alma; la unión de la energía, Sita, y la consciencia pura, Rama. Ahí hay amor, hay unión, y eso es pureza. Cuando hagas de las posturas de Yoga tu llama de fuego en el cuerpo, te sentirás más integrado, te abandonarás a él, porque en unión ya no hay separación, sino armonía, plena consciencia, y eso es amor, amor propio, amor sublime.

La práctica de las *asanas* y del *pranayama* es la síntesis de la ciencia y el arte de la transformación, el conocimiento de quien se dedica a la práctica del Yoga, cuyas posturas, que necesitan ser practicadas con respeto a su significado y poder, te ayudan a trasladar tu alma hacia un lugar mágico y lleno de paz. Aun cuando el nuevo acercamiento al cuerpo te haga sentirte amenazado, es importante que tomes consciencia de la respiración y aprendas a estar con aquello que te toca vivir actualmente. Quienes a través de décadas y muchos años han practicado Yoga han conseguido superar la experiencia humana del sufrimiento y convertirse en la encarnación del dios Shiva.

Trabaja para que tu capacidad de estar abierto a aquellas sensaciones que se despierten en las posturas no sean rechazadas, sino que permitas que sean, y que pasen a través de ti, porque todo lo que conforma tu felicidad y los elementos que rigen el bienestar de tu vida dependen de eso. Si tu alma te pide transformarte a través de esta práctica, deberás poner toda la voluntad que hay en ti, aunque a veces creas que no eres capaz de lograrlo. En muchos intentos de permanecer largos períodos de tiempo en ciertas posturas, me sentí frustrado;

sin embargo, no me rendí y seguí intentándolo una y otra vez, hasta que cada intento fue menos duro que el siguiente y pude reconocer los sentimientos de angustia, estrés o miedo, recordándome todo el tiempo la responsabilidad e intención que asumí de reducir mi sufrimiento y mantener mi compromiso con mi vida, independientemente de cuáles fueran las sensaciones intensas que pudiera experimentar.

Sé comprensivo contigo mismo; es normal frustrarse en ocasiones, solo respira, para, observa y sigue. No te critiques, mantente abierto a tus emociones, a tu perseverancia en conseguir lo que te propones y a tu amor a lo que forma parte de ti. Es lo mejor. Dite a ti mismo las veces que sean necesarias: «Perfecto, me pasé del límite en la postura y no salió como quería, pero prestaré más atención la próxima vez a los puntos clave, a la respiración, a la dirección energética y a las sensaciones que me produce la postura». Inicialmente puede ser difícil, pero poco a poco aprenderás que tu cuerpo y la respiración forman parte de la vida que ha sido creada para ti.

Al comprenderlo, todo en ti cambiará; podrás experimentar una transformación profunda, te sentirás integrado, coherente y en armonía.

Tus raíces profundas empezarán a expandirse y brotarán nuevos frutos.

Para conseguir una experiencia renovadora, no hace falta ser un yogui espiritual, porque cuando te amas, ese sentimiento crece día a día motivado por tus ganas de vivir el hoy, de desenfundar la esterilla comprendiendo que el futuro, aunque incierto, está escrito.

La temporada de fracaso es la mejor época para sembrar las semillas del éxito. Vive el día a día, acércate a la belleza del momento presente a través de tu cuerpo. La unión y la armonía crecerán en ti. Y la transformación será tu propia motivación interna porque como dice la *Katha Upanishad*: «Este Ser no puede ser conocido a través de mucho estudio, ni mediante el intelecto, ni por escuchar demasiado. Puede ser conocido únicamente por el Ser (la consciencia) que el aspirante desea alcanzar; el Ser revela su propia naturaleza al buscador que indaga».

Justo como esta bella conversación que tuvieron Rama y Hanuman en el poema épico Ramanaya.

Rama le preguntó a Hanuman:
—¿Qué eres, mono?
Y Hanuman respondió:
—Cuando no sé quién soy, te sirvo.
Cuando sé quién soy, soy tú.

Intención de sentir

Bajo cualquier circunstancia, sigue tu corazón en cada acción que emprendas, eso te hace un guerrero espiritual, pero sin esfuerzo por mejorar. No te apegues al resultado de la práctica de las posturas, conocido en sánscrito como *nishkam karma* (acción sin el deseo de conseguir sus frutos). Los frutos vendrán por sí solos. Todo lo que nace en el mundo material y que permanece con vida sufre transformaciones continuamente; unas buenas, otras no tanto.

Nuestro rendimiento es mejor cuando el descanso lo ha precedido. Todo aquello que puedas llevar a cabo a lo largo de tu vida será diferente en cada circunstancia (si estás enfermo o sano, si estás con trabajo o sin trabajo…), por lo que dependerás en gran medida del grado de consciencia que vivas, y de todos los sentimientos o sensaciones que experimentes a diario.

Todo cambia con el tiempo. Poco a poco, a través de la práctica de Yoga, el fruto que saques de tus vivencias será mejor cada vez; considerando que, independientemente de lo que resulte, debes ser paciente; todo llega. Conserva tu energía al no exigirte más de lo que puedes dar, pero sin llegar al extremo de no hacer nada. Eso es *mitahar*, el arte del equilibrio, el punto medio, y lo aprendes practicando las posturas, reconociendo tus límites, escuchando tu cuerpo y teniendo en cuenta su sabiduría en la segunda parte de la postura. Los excesos agotan nuestro cuerpo, nos frustran, nos drenan y nos bloquean ante el intento de alcanzar nuestros objetivos. Mucha agua puede debilitar a una planta.

Limítate a atender la sabiduría de tu cuerpo, sea cual sea el momento en el que te encuentres de tu vida. No se trata de que te guste un estilo de Yoga más que otro o de su técnica correcta a la hora de practicar la postura, sino de acceder a la inteligencia del cuerpo con curiosidad, de forma intuitiva, desde la observación compasiva. Aunque hagas posturas, la forma no es lo importante; lo importante es conectar con aquello que requiere tu atención dentro de la postura y fuera de ella. No importa si estás cansado o enfermo, si encuentras espacios para parar, respirar y sentir el cuerpo. No te criticas, no te machacas, no te culpas ni deseas que sea diferente. Una nueva vida empieza a florecer.

Si el Yoga solo se ocupara de los «cómo» y «tengo que», se asemejaría a decir «un río no es más que el balde, el cazo, el barreño, el tonel o las miles de formas diferentes que puede asumir el agua». Pero esto no es cierto, porque, aun cuando los cubos y las ollas permanecieran en la corriente, el agua seguiría fluyendo. Se puede construir una presa en un río y su agua puede controlarse durante cierto tiempo; pero tarde o temprano el río buscará una salida. Lo mismo puede decirse de la energía pránica atrapada en el cuerpo. Si no la atendemos, la salida será no sana, no controlada. No podremos contenerla.

Entrenar y desarrollar la consciencia para liberar el *prana* del cuerpo nos enseña a fluir más allá de las formas, siendo espontáneos dentro y fuera de la esterilla. Por ejemplo, un río no puede verse confinado a seguir un cauce delimitado, y si así fuera dejaría de ser un río. La mente puede encauzar cómo hacer las posturas perfectamente o seguir rigurosamente un estilo de Yoga y sus secuencias y ritmos en una clase. Puede seguir un cauce predeterminado, pero al hacerlo perderá toda naturalidad. Sí eres el mismo flujo de energía que recorre tu cuerpo, como sucede como un río, fluyes de forma natural, permitiendo que el cuerpo sea espontáneo, lento o rápido, sutil o profundo al realizar las posturas. De esta forma hay no forma en la forma, hay no técnica en la técnica, somos como un río; hay acción en la no acción y no acción en la acción, como dijo Krishna a Arjuna en la *Bhagavad Gita*. Eres quietud dinámica.

Si habitas en tu cuerpo de manera consciente gracias a la práctica de las posturas, serás más íntegro moralmente; tu propia felicidad, la de tu familia y la de la comunidad en la que vives será una fusión de los beneficios que te brindará aprender a estar presente con tu cuerpo. Estar en conexión con él, a través de las posturas, te hará más feliz, no porque estés identificado con el resultado ideal, sino porque esa conexión nacerá del amor por lo que haces.

Aunque el premio a nuestro esfuerzo llegará, *moksha,* no esperarlo quizá nos lleve a conseguir mucho más de lo que creemos merecer. Enamorarnos de lo que hacemos nos lleva a dar sentido a nuestras responsabilidades y a catapultarnos al éxito, erradicando el sentimiento de frustración que pueda estar bloqueando nuestra energía vital.

Crear espacios de pausa en la postura, así como en la vida, es como imitar al yogui que se queda unos minutos más en el templo cuando todos se han ido y han recogido las cosas de la ceremonia, es un momento de recogimiento, de cuidarse, de silencio interior; un momento que permite que la energía vuelva «a casa»… Así como los ríos fluyen hacia el océano, así fluye también tu libertad.

Recuerda ser responsable de tus imperfecciones y aprender de sus destellos como si fueran los de un diamante imperfecto. Sé honesto contigo mismo, practica y sé constante, así alcanzarás todos los beneficios que la práctica trae consigo.

Intención de amar

Las ceremonias yóguicas, las *pujas*, son una forma de venerar a representaciones de dioses, como Rama y Sita, a las que se les baña en leche, se les ofrecen frutas y pétalos, se les encienden velas y se les dedican cánticos. Son rituales devocionales muy especiales para decirle al dios Shiva cuánto le aman; tu verdadera esencia enraizada en cada elemento (*tattva*) de la tierra y del cielo.

O puedes repetir un mantra con el rosario hindú, *yapa mala*, con semillas de *rudraksha*, porque cuenta la leyenda que el dios Shiva, mientras bailaba su danza de contemplación y regocijo, viendo los sufrimientos y penurias de los seres humanos, comenzó a llorar. Sus lágrimas, al entrar en contacto con la tierra, se transformaron en las semillas de *rudraksha*.

Y quizá accedes al estado más allá del cuarto estado (*turiyatita*) como dicen las *Upanishads*. Integras el poder del cerebro izquierdo y el cerebro derecho intuitivo para alinear los sistemas nerviosos simpático y parasimpático de regreso a la homeostasis; restableces el equilibrio biológico, energético y espiritual.

Te sumerges en los ritmos de curación de la consciencia. Dejas de identificarte con los vínculos instintivos (*brahma granthi*), los vínculos emocionales (*vishnu granthi*), o con una identidad separada de lo espiritual (*rudra granthi*). Estás limpiando lo que sobra, estás deshaciendo los nudos energéticos que ya no te sirven, aquello que bloquea tu evolución espiritual como ser humano.

Es la oportunidad que te das para desarrollar una vida consciente, libre de estrés y dirigida a la persona que quieres ser. Transformas la inercia en enraizamiento (*tamas*), o la hiperactividad en voluntad (*rajas*), haces que las semillas del amor crezcan en tu corazón cada vez más puro y equilibrado (*sattva*). La esencia de tu cuerpo es amar como la esencia de la vela no es su forma, su cera o su calor que pueda desprender, sino iluminar. El propósito de la vela es iluminar. Tu corazón ilumina con compasión el camino de la vida, ofreciéndote más consciencia.

Aprende a amarte y no olvides que eres consciencia pura (*avidya*); no caigas en la percepción limitante de creerte ser el personaje o la historia que has creado sobre ti (*asmita*); no te apegues al deseo de la mente que busca placer (*raga*); no rechaces los deseos que no se han satisfecho (*divesha*); no creas que cuando el cuerpo muere tú mueres (*abhinevesha*).

Invoca el espíritu de Arjuna en la postura del guerrero (*virabhadrasana*). Porque al invocar su espíritu deshaces cada vez más las tendencias no sanas (*vasanas*) que habitan como energía atrapada en tu cuerpo más profundo. Tu práctica de Yoga pasa a ser una práctica espiritual en la esterilla. Y empiezas a ver el cuerpo tal como es, sin el filtro del karma del pasado, sin un patrón reactivo o condicionado en «cómo» hacer tus posturas o ante cualquier situación de tu vida, sin una pre-programación del cuerpo inconsciente (*chitta*). Empiezas a ver tu cuerpo como el altar de tu luz interior.

Tu mente y su conocimiento sobre el cuerpo no tienen acceso a la liberación del cuerpo, de tu vida, pero sí la consciencia. Accedes a la armonía entre tu mente y el cuerpo, al espacio de integración gracias a la energía liberada. Practicas las posturas desde la consciencia, practicas en un espacio de unión.

Dejas de sufrir porque el karma inconsciente está más purificado en el cuerpo y eres más consciencia.

Pero no hay mejor forma de expresar el amor al dios Shiva, o cualquier representación de dios que sientas cerca, que vivir siendo auténtico, y el cuerpo es la clave para acceder a la divinidad que eres.

Con esta intención prácticas Yoga como una combinación de indagación consciente (*jñana yoga*), de servicio a algo más grande que tu cuerpo (*karma yoga*), de devoción a tu divinidad (*bhakti yoga*) y de expandir la consciencia en todas direcciones (*raja yoga*). Ya no hay separación entre estos cuatro yogas.

Por tanto, dejemos que todo aquello que se supone que la vida nos ha quitado se vaya. Tratar de mantenernos en el pasado solo evita que disfrutemos del presente y el ahora. Demos gracias al dios Shiva por lo que vivimos y por todo aquello que fue y no será jamás otra vez.

Créeme, el karma, aquellos aspectos no atendidos, te llevan a perderte las bendiciones del presente.

Entiende que estás vivo, y no es justo que te pierdas nada o a nadie. No permitas que esos bloqueos psicosomáticos (*chitta vrittis*), la energía atrapada y no liberada en el cuerpo, te lleven a vivir bajo el sufrimiento.

Eres tu propio gurú, el maestro de tu vida. *Gu* es «removedor», y *ru* significa «oscuridad». Con el Yoga remueves la oscuridad porque tienes derecho a amar y a ser amado, a compartir tu ser. Disfruta tu vida, tómala, porque es Dios mismo quien vive en ti. Tu vida misma es la prueba de la existencia de la vida y la energía, de la existencia del dios Shiva. De Rama y Sita.

Sé tú mismo. Llénate de valor cuando no quieras hacer algo al reconocer tus límites, di que sí cuando realmente lo sientes desde lo más profundo de tu cuerpo. Vive, lógralo estando presente en tu sabiduría. No importa cuántas posturas practiques o qué es lo que tus profesores de Yoga piensen de ti, y mucho menos cuántas posturas quieren enseñarte. La filosofía yóguica de la vida va más allá de eso. Te invita a cultivar la semilla del amor en ti. Deja que el dios Shiva se exprese mediante tu existencia. El cuerpo es su mayor creación.

Adorar imágenes de la India o de algún gurú no es un requisito. Todo lo que te rodea, así como tu propio cuerpo, es la forma en la que la vibración de la consciencia se expresa. Al honrarlo, el universo conspira a tu favor.

Al resonar todo tu cuerpo en la vibración de armonía, el universo atraerá a tu vida no aquello que quieres, sino lo que eres. Eso es aprender a vivir con fe; te abres a milagros que la mente no puede comprender. Cuando empiezas a habitar tu cuerpo, deseas habitarlo, respetarlo y explorarlo siempre. Repetir las posturas nos permite aprender, estar abiertos a lo nuevo. Aprendemos a caminar, a escribir; todo en la vida necesita práctica. Porque «la práctica se establece cuando se realiza ininterrumpidamente, durante mucho tiempo, con devoción», nos decía Patanjali.

Tu cuerpo es un huerto en el que el riego de la semilla del amor dará lugar a los frutos espirituales más hermosos de tu vida; esos que te impulsarán a honrar y a respetar tu vida cada vez más.

Siempre recuerda: lo que das es lo que obtienes. Es la ley del karma, de causa y efecto. Si siembras las semillas del amor, siempre tendrás una cosecha de amor. Si despiertas el cuerpo desde la consciencia, brillarás, y una nueva vida nacerá. Como dicen los Hechos de los Apóstoles 17,28 «[...] en Dios respiramos, nos movemos y somos».

Intención de agradecer

Vamos a cultivar una semilla de intención (*sankalpa*): una intención que querrás que crezca en lo más profundo de tu corazón. Porque quiero que observes cómo tu evolución espiritual está en tu relación contigo mismo y con los demás. Patanjali ya nos habló de la bondad amorosa; la compasión hacia uno mismo y hacia los demás como el camino del Yoga. Él nos dijo en el capítulo I, verso 33 de los *Yoga Sutras*: «La purificación de la mente surge de una actitud de amabilidad hacia aquellos que son felices; de compasión hacia quienes están sufriendo; de dicha compasiva hacia aquellos que son virtuosos; y de ecuanimidad mental hacia quienes no son virtuosos».

Con esta enseñanza yoguíca, imagínate a ti mismo en un parque por la mañana muy temprano. El sol todavía no ha salido y el parque está desierto. Es un bellísimo parque lleno de calma, pacífico. Estás caminando sobre la hierba blanda, oyes el canto de los pájaros que dan la bienvenida al nuevo día.

Dentro del parque hay jardines de rosas amarillas, de rosas rojas, de rosas púrpuras; hueles su fragancia, y al mismo tiempo ves las gotas de rocío sobre sus pétalos. Cerca del jardín de rosas hay un estanque con peces, peces dorados que nadan entre los nenúfares, y los ves moverse llenos de gracia. Caminas entre los árboles, árboles solemnes, árboles con hojas y árboles sin hojas, árboles que se expanden a lo ancho y árboles altos y austeros. Entre los árboles se abre un prado; en este prado hay un pequeño templo iluminado con un resplandor de luz intensa. Te diriges hacia la puerta y entras. Dentro se está fresco y está muy oscuro. En las paredes, hay retratos de grandes santos. Te sientas en el suelo, cierras los ojos y te quedas inmóvil.

Y cada vez que espires, imagina que todo tu cuerpo está espirando y que a través de la espiración el cuerpo se deja ir, se descarga y se rinde a su propio peso. Siente cómo con cada espiración el cuerpo se disuelve y se relaja. Disuelve y relaja todas tus tensiones. Disuelve y relaja las contracciones y rigideces físicas. Disuelve y relaja las tensiones sutiles.

E imagina intensamente que todo el cuerpo espira, y no solo las partes más densas o las partes más pesadas del cuerpo, sino los músculos más pequeños, los órganos internos y cada célula. Todas las células que componen el cuerpo. Imagina que cada célula está espirando. Imagina que al espirar se abren, se relajan, se dejan ir. Y a medida que lo hacen, sientes aumentar el grado de comodidad de todo tu cuerpo.

Mientras, lentamente acercas tu mano al corazón. Siente el espacio dentro del pecho; el espacio donde vive el corazón, su latir, su ritmo. Y en este espacio, siente estar viviendo la experiencia del silencio, de la creación, del sentirte plenamente vivo. Visualiza en ese espacio una pequeña llama, la imagen de una pequeña llama que se expande y se contrae. Y cada vez que esta luz se expande, puedes ver que el universo entero y tu interior es iluminado.

Gracias porque eres la luz de la consciencia que continúa expandiéndose más y más tocando a cada persona, cada animal, cada planta, cada estrella, cada galaxia. Gracias por ser perfecto como eres. Gracias por estar radiante en el destello de tus ojos, de tu alma y poder sentirte en mi corazón. Luz dorada que lo amas todo, haciendo que mi cuerpo y tu cuerpo se colmen de vida, florezcan nuestros corazones como lotos y vivamos la eternidad de cada momento con amor y felicidad. *Om, shanti. Namasté.*

Agradecimientos

Quiero agradecer desde lo más profundo de mi corazón a Karla Merentes su incondicional devoción, amor y fe en mi *dharma*, su ejemplo de lucha y compasión en la vida. Me ha dado la fuerza para seguir luchando y transmitir las enseñanzas del Yoga que recibí durante muchos años.

Deseo expresar desde lo profundo de mi alma y dar mi humilde agradecimiento a Mayte, mi madre, por enseñarme a ser un guerrero espiritual en la vida, iniciarme en el camino del Yoga, aprender de su gran experiencia, hacer del Yoga sinónimo de familia y enseñarme valores como humildad, compasión y vivir con propósito; quiero también agradecer desde mi alma a Felipe, mi padre, por enseñarme a cultivar un espíritu aventurero y a expresarme con el arte. Quiero dar las gracias a mis tíos Ana y Jesús, por estar siempre ahí, apoyándome incondicionalmente, ofreciéndome su humor y fortaleza cuando las cosas se ponen serias; gracias de corazón a Carmen, mi abuela, que me enseñó espiritualidad, amor y devoción en cada aspecto de la vida; gracias desde mi alma a Juan José, mi abuelo, que me mostró la importancia de la disciplina, sacrificio y austeridad; a mi bisabuela Ana, por su gran corazón compasivo y gran presencia, y a toda mi familia por todo el apoyo incondicional que siempre he recibido.

Quiero agradecer también a los muchos maestros de *hatha yoga* de reconocidos linajes que dedicaron su tiempo a esculpirme, año tras año, y poder estar ante su presencia, a comprender las enseñanzas prácticas de Yoga para la transformación del ser humano, por abrirme sus casas, sus comunidades e iniciarme en prácticas ancestrales. Mi más profundo afecto y gratitud a todos ellos, y en especial a mi *gurú*. Deseo expresar mi más honda gratitud a todas aquellas amistades espirituales que me han ayudado y acompañado en todos estos años apoyando estas enseñanzas de Yoga que aquí presento. Mi profunda gratitud a Alejandra y Mattheu Siroka de San Rafael, California, personas de fe y grandes yoguis.

Quiero también dar mi profundo afecto, por abrirme las puertas a la amistad, a Flavia Seabra y a la familia de Pacífica, California, por crear espacios de Yoga y transformación. Y quiero expresar mi profundo afecto a Nuria del Sol por la humildad y sabiduría que desprende. De igual forma, quisiera manifestar mi respeto a Eric y Natasha Reynolds por el gran ejemplo de trabajo a la sociedad y el afecto y amistad que nos une. Me gustaría dar las gracias a Brent Mitchell y John Quigley de California, por su sabiduría y compañerismo. Y agradecer profundamente la confianza, profesionalidad y apoyo del equipo de la Editorial Kairós: Agustín Pániker, Florence Carreté, Ana Pániker, Isabel Asensio. También dar mis gracias a Carola Zerbone por su profesionalidad y arte.

Me gustaría, con honor y respeto, agradecer a alumnos y amistades que, con su dedicación y corazón, me ofrecieron su compañía y apoyo a las enseñanzas: Arturo Marcano, Bob Kezer, Judith Fernandez, Brian Byg, Cristina Verdial, Ivica Baraba, Christian von Wolkahof, Roberto de México, Alberto y Carlos de Riviera, Alberto García-Mogollón, Jean Castañón, Adriana Álvarez, Bruce Gardiner, Marc Grau, Miguel Dantas, Susana Carvalho, Chase Soraya, Kenny Debayo, y Miriam Garay. Y dar mi más humilde agradecimiento a Ken Wilber, por iluminarme el camino, y siempre recibir su incondicional apoyo en su ático de Denver, Colorado. Agradecer profundamente el apoyo a California Friends Yoga Sangha, Colorado Wisdom Friends Sacred Sangha y el Himalayan Ashram Yoga Friends Sangha. A todos, muchas gracias.

Bibliografía

Blanke, Olaf. «Multisensory Brain Mechanism of Bodily Self-Consciousness». *Nature Reviews Neuroscience*, vol. 13, n.° 8, 2012, págs. 556-571. Doi: 10.1038/mrn3292

Bonura, Kimberlee, B., y David Pargman. «The Effects of Yoga Versus Exercise on Stress, Anxiety, and Depression in Older Adults», *International Journal of Yoga Therapy*, vol.19, n.° 1, 2009, págs. 79-89. EBSCOhost.

Brewer, Judson A., et al. «Meditation Experience Is Associated with Differences in Default Mode Network Activity and Connectivity». *Proceedings of the National Academy of Sciences of the United States of America,* vol. 108, n.° 50, 2011, págs. 20.254-20.259. Doi: 10.1073/pnas. 1112029108.

Brisbon, Nicholas M., y Glenn A. Lowery. «Mindfulness and Levels of Stress: A Comparison of Beginner and Advanced Hatha Yoga Practitioners». *Journal of Religion and Health*, vol. 50, n.° 4, 2011, págs. 931-941. Doi: 10.1007/s10943-009-9305-3.

Brown, Richard P., y Patricia L. Gerbarg. «Yoga Breathing, Meditation, and Longevity». *Annals of the New York Academy of Science*, vol. 1172, 2009, págs. 54-62. Doi: 10.1111/j.1749-6632.2009.04394.x.

Chopra, Deepak. *Cuerpos sin edad, mentes sin tiempo.* Ediciones B, Madrid, 2020.

Dale, Lourdes P., et al. «Yoga Workshop Impacts Psychological Functioning and Mood of Women with Self-Reported History of Eating Disorders». *Eating Disorders: The Journal of*

Treatment & Prevention vol. 17, n.° 5, 2009, págs. 422-434. Doi: 10.1080/10640260903210222

Eliade, Mircae. *Yoga: Immortality and Freedom*. Princeton University Press, Princeton (Nueva Jersey), 1970.

Feuerstein, Georg. *The Deeper Dimensions of Yoga*. Shambhala Publications, Boston, 2003.

Forbes, Bo, et al. «Using Integrative Yoga Therapeutics in the Treatment of Comorbid Anxiety and Depression». *International Journal of Yoga Therapy,* vol. 18, n.° 1, 2008, págs. 87-95. EBSCOhost.

Gard, Tim, et al. «Effects of a Yoga-Based Intervention for Young Adults on Quality of Life and Perceived Stress: The Potential Mediating Roles of Mindfulness and Self-Compassion». *The Journal of Positive Psychology*, vol. 7, n.° 3, 2012, págs. 165-175. Doi: 10.1080/17439760.2012.667144.

Gard, Tim, et al. «Potential Self-Regulatory Mechanisms of Yoga for Psychological Health». *Frontiers in Human Neuroscience*, vol. 8, 2014, pág. 770. Doi: 10.3389/fnhum.2014.00770.

Goleman, Daniel, y Richard, Davidson. *Los beneficios de la meditación*. Editorial Kairós, Barcelona, 2017.

Harvard Health Publishing. «Yoga for Anxiety and Depression». *Harvard Mental Health Letter*. Abril de 2009. Actualizado: 18 de septiembre de 2017. Disponible en: health.harvard.edu/mind-and-mood/Yoga-for-anxiety-and-depression.

Lazar, S. W., et al. «Meditation Experience Is Associated with Increased Cortical Thickness». *NeuroReport*, vol. 16, n.° 17, 2005, págs. 1.893-1.897.

Krishnamurti, Jiddu. *Freedom from the Known*. Penguin Random House, Londres, 2010.

Miller, Richard C. «The Breath of Life: Through the Practice of Prana-yama, the Regulation of the Breath, We Can Learn to Bring Forth and Direct the Spiritual Energy That Underlies All Life». *Yoga Journal*, vol. 116, mayo-junio de 1994, pág. 82. EBSCOhost.

Monsanto, Carlo, y Shanmugamurthy, Lakshmanan. Consciencia y discernimiento llevan a la integración homeostática: Una inves-tigación acerca de los mecanismos de psiconeuroinmunología en ayurveda. *Ayurveda Journal*. Vol. 2, 1 de marzo de 2015.

Telles, Shirley. «Yoga Reduces Symptoms of Distress in Tsunami Survi-vors in the Andaman Islands». Evidence-Based Complementary & Alternative Medicine vol. 4, n.° 4, 2007, págs. 503-509. Doi: 10.1093/ecam/nem069.

Wilber, Ken. *La religión del futuro. Editorial* Kairós, Barcelona, 2018.

Las posturas de la consciencia

Todo el universo es energía (*maha prana*); la inteligencia de la consciencia hecha visible. Y para comprender cómo la consciencia se expande a través del *prana* biológico y espiritual en las posturas, diseñé las *Gráficas de la postura consciente* (en inglés las bauticé como *Awareness Asana Map*).

Si prestamos atención desde la escucha y la observación justo en el momento en el que la postura está en los límites físico y mental, y respiramos esos límites a través de las sensaciones, nuestra consciencia, que habita más allá de la mente, se expandirá y la energía pránica empezará a fluir en todas direcciones, el *karma* se purificará más (*chitta vritti nirodha*) y el gran corazón se abrirá vibrando compasivamente (*spanda*), creando una postura estable y ligera (*sthira*), y con buen espacio (*sukha*). Y si, en la segunda parte de la postura, en el no hacer, permitimos integrar el *prana* liberado de la primera parte de la postura, al punto de integración (el sexto *chakra*), haremos que nuestra práctica sea más intuitiva y meditativa. *Raja y hatha yoga* están integrados. Hay espiritualidad en acción.

Eso no significa que durante la práctica tengas que prestar atención a todas las direcciones energéticas que se produzcan, sino más bien que tú seas la propia energía expandiéndose. Durante la práctica de las posturas, te expandes como consciencia en varias direcciones y puntos: 1) la fuerza de gravedad; 2) el enraizamiento y expansión; 3) la fuerza y el estiramiento muscular; 4) la basculación de fuerzas complementarias; 5) la expansión de la respiración, y 6) de los puntos sensibles.

Las cinco direcciones energéticas y los puntos energéticos sensibles, ya sean físicos, sutiles o muy sutiles, hacen que la postura florezca como un loto, abasteciendo de *prana* tus raíces, regenerando, revitalizando y restaurando todo tu cuerpo. Accedes al poder de transformación que el Yoga puede ofrecerte; al impulso para vivir con más equilibrio (*mitahar*), y también con más vitalidad, fluidez, pero reconociendo cuáles son los límites en cada situación de tu vida. Eres más libre de condicionamientos kármicos (*moksha*). Eres más dicha en el presente (*ananda*). Y eres más auténtico con tu propósito vital (*dharma*).

Las direcciones que recorre nuestra esencia son como ríos de luz que iluminan nuestras posturas. La práctica a través de la consciencia te permite purificar y despertar el cuerpo; te conviertes en la misma luz eterna que transciende y abraza el cuerpo que nace y muere. El río Ganges fluye en ti, hay *diwali* en sus aguas, Rama y Sita se han reunificado. Has aprendido a habitar tu cuerpo, a pasar de pensar y hacer la postura, a sentir y ser la postura. Hay unión. Eres autenticidad y presencia. Eres luz.

Ahora, tu práctica de Yoga es una manera de vivir consciente y compasivamente, fruto de la maestría que has adquirido al acceder fácilmente a la felicidad y el amor.

Correlación de colores con las direcciones
energéticas y puntos energéticos:

ROJO: dirección energética de la fuerza de gravedad.

AZUL OSCURO: dirección energética del enraizamiento
y expansión.

VERDE: dirección energética del estiramiento muscular.

NARANJA: dirección energética de las fuerzas
complementarias.

AZUL CLARO: dirección energética de la respiración.

ESFERA TRANSLÚCIDA: puntos energéticos sensibles.

Secuencia de posturas:

Ciclo nacimiento y muerte

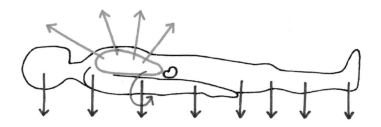

1. *Savasana*

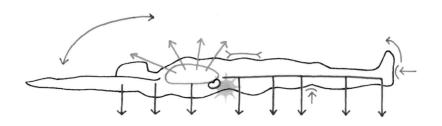

2. *Supta Tadasana*

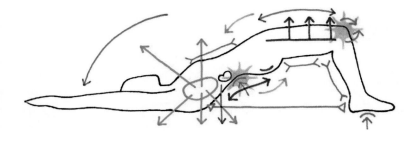

3. *Setu Bandhasana*

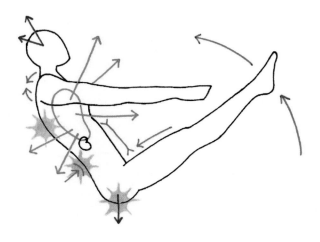

4. *Navasana*

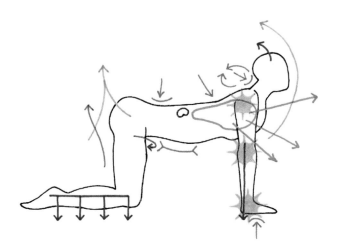

5. *Bitilasana*

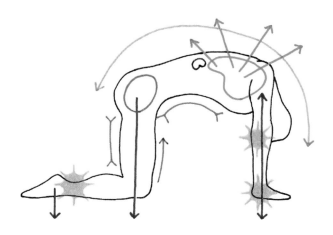

6. *Marjarysana*

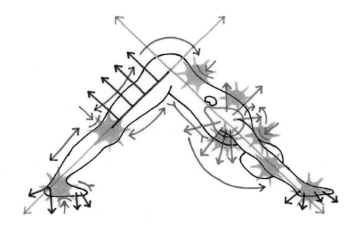

7. *Adho Mukha Svanasana*

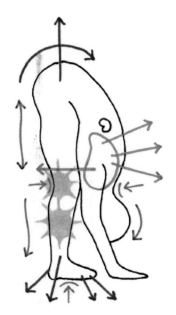

8. *Uttanasana*

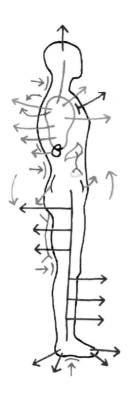

9. *Tadasana*

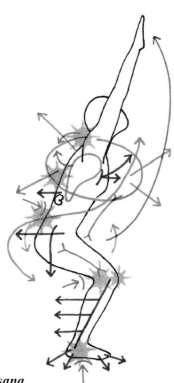

10. *Utkatasana*

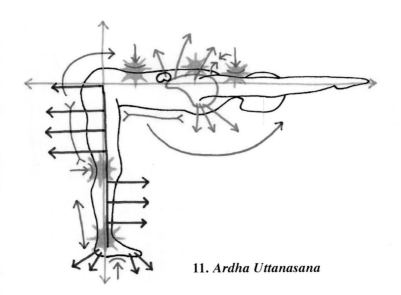

11. *Ardha Uttanasana*

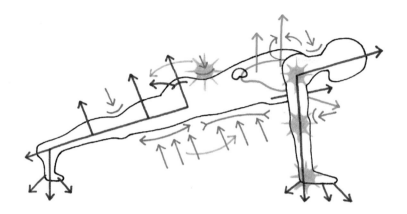

12. *Utthita Chaturanga Dandasana*

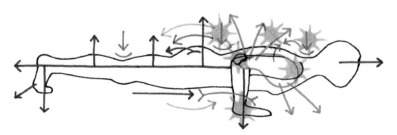

13. *Chaturanga Dandasana*

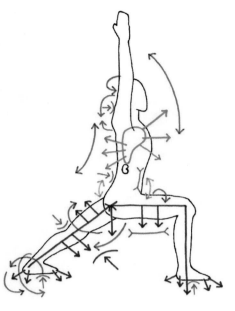

14. *Virabhadrasana I*

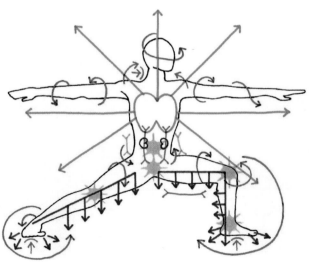

15. *Virabhadrasana II*

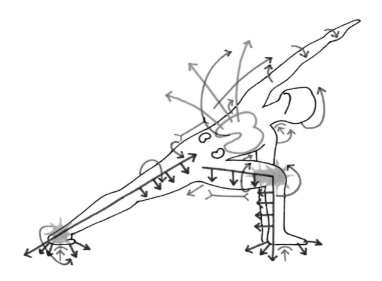

16. *Parsvakonasana*

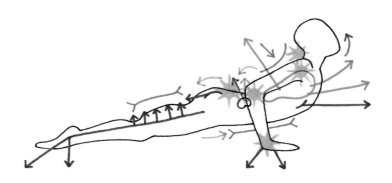

17. *Urdhva Mukha Svanasana*

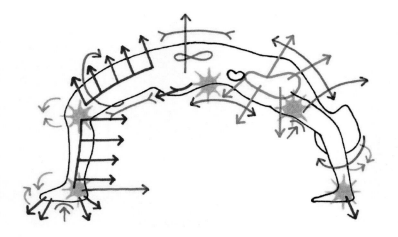

18. *Urdhva Dhanurasana*

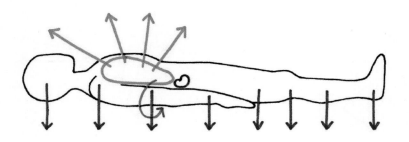

19. *Savasana*

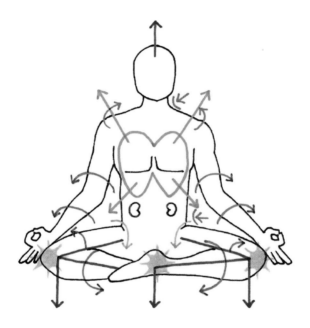

20. *Siddhasana*

Shanti Mantra
(*Niralamba Upanishad*)

Om Namah Shivaya Gurave
Satchidananda Murtaye
Nishprapanchaya Shantaya
Niralambaya Teyase.

Abro mi corazón al poder de la gracia;
la luz de Shiva, consciencia pura
que vive en nosotros como bondad,
que nunca está ausente e irradia paz, amor y felicidad
e ilumina el camino a la transformación.

Om Shanti